«I GRILLI»

Dello stesso autore

La dieta Dukan
(anche in ebook)
La dieta Dukan illustrata

PIERRE DUKAN

LE RICETTE DELLA DIETA DUKAN

Traduzione di Paola Reverso

Sperling & Kupfer

ISBN 978-88-200-5083-2
61-I-12

XIII EDIZIONE

Indice

Come far diventare vostro il mio metodo 1
Le proteine, motore del mio regime 11
1) Questo regime deve apportare solo proteine 16
2) Questo regime deve essere ricco d'acqua 23
3) Questo regime deve essere povero di sale 29
In conclusione 33

I piatti a base di proteine 35

Pollame 37
Carni 65
Uova 79
Pesce e frutti di mare 91
Focacce 125
Dessert 135

I piatti a base di proteine e verdure 163

Pollame 165
Carni 187
Uova 215
Pesce e frutti di mare 231

Verdure e zuppe 273
Dessert 315

Le salse 319

Care lettrici e cari lettori... 334
Ringraziamenti 334
Indice delle ricette 335

Come far diventare vostro il mio metodo

Quando ho consegnato al mio editore il manoscritto del libro *La dieta Dukan* sentivo di aver dato il tocco finale al lavoro di una vita, di aver fornito a me stesso innanzitutto, e poi ai miei pazienti e ai miei futuri lettori, un metodo di lotta contro il sovrappeso, il metodo che ho messo a punto in 30 anni di pratica quotidiana.

Il mio ingresso nel campo della nutrizione era iniziato con un'innovazione che mi valse il disappunto dei medici della mia generazione, fautori e difensori accaniti della dieta ipocalorica, del pesare gli alimenti e del consumare tutto in piccole quantità. Avevo inaugurato il regime delle proteine alimentari.

Ero molto giovane e avrei potuto darmi facilmente per vinto se l'efficacia, la semplicità e la facilità di utilizzo di questo regime – anche in termini di approccio psicologico – da parte delle persone in sovrappeso, non mi avessero incoraggiato a restare saldamente aggrappato all'albero maestro del mio veliero in balìa della tempesta.

Ho la fortuna di possedere una natura ingegnosa, curiosa e creativa, e non ho fatto altro che applicare le mie risorse a un ambito che conosco bene: la relazione dell'uomo con il proprio peso. Nel corso degli anni ho concepito e poi pazientemente perfezionato questo metodo grazie al contatto quotidiano con i miei pazienti, attraverso continui tentativi. Ovviamente ho preso in considerazione solo i tentativi che miglioravano l'efficacia del regime e favorivano il mantenimento dei risultati ottenuti nel breve, medio e lungo termine.

Così si è costruito un metodo che è diventato quello che propongo oggi: la risonanza che ha avuto e le testimonianze di affetto da parte dei lettori hanno dato un senso alla mia vita. Per quante ambizioni e speranze avessi riposto nel progetto, mai avrei immaginato un tale consenso da parte di un pubblico così numeroso, che mi avrebbe portato a pubblicare il libro in Paesi lontani come Corea, Thailandia e Bulgaria.

La diffusione di quest'opera deve davvero poco alle strategie di comunicazione, e nulla alla pubblicità. Stranamente si è venduta da sola passando di mano in mano, di forum in forum sul web e, dopo poco tempo, di medico in medico.

La conclusione a cui sono giunto è che il mio libro conteneva qualcosa che andava oltre il mio intento, un elemento fortuito che al di là dell'azione puramente nutrizionale lasciava trasparire la mia figura di terapeuta con la sua energia e la sua esperienza di condivisione della sofferenza degli altri.

Dopo la pubblicazione ho ricevuto un'infinità di lettere, testimonianze dei risultati, messaggi di simpatia e di riconoscenza, ma anche alcune critiche e una serie di suggerimenti preziosi. Tra questi ultimi la richiesta di aggiungere al programma Dukan una parte relativa ai consumi calorici attraverso l'esercizio fisico e un nuovo ricettario. Il libro che avete in mano è stato scritto per soddisfare la seconda richiesta, e presto provvederò a soddisfare anche la prima.

In questo volume, dedicato alle ricette legate al mio metodo, ho beneficiato della fantasia e della partecipazione di coloro che sperimentandolo hanno attinto alla loro inventiva per «aggiustare» le mie ricette. Non ho potuto citare in questo lavoro gli autori di tali correzioni, ma ho cercato di riportare in modo fedele le loro indicazioni.

Chi non conosce il mio metodo sappia che si basa su due grandi famiglie di alimenti:

- gli alimenti ricchi di proteine animali
- le verdure.

Queste due categorie, a mio parere, rappresentano la base dell'alimentazione umana. Ne è prova il fatto che circa 50.000 anni fa hanno costituito la culla alimentare della nostra specie.

La comparsa di una specie è il frutto di un lungo processo di adattamento reciproco tra quella che nascerà e l'ambiente circostante: un incontro tra un particolare codice genetico e un ambiente esterno pronto ad accoglierlo.

Non è concepibile che una specie faccia la sua comparsa nell'ambito di un contesto ambientale che non le fornisce esattamente ciò di cui ha bisogno. Se c'è stato un momento nella storia dell'uomo in cui il suo sistema digestivo e gli alimenti disponibili erano perfettamente in sintonia, è quello della sua comparsa sulla Terra.

Ed è questo il presupposto alla base del mio metodo, una teoria che esclude però le false credenze circa il fatto che avremmo un'adattabilità alimentare infinita e che saremmo onnivori.

In realtà esistono alimenti più umani, più importanti di altri: non si tratta di un ritorno ideologico al passato, ma del pragmatismo che riconosce il ruolo essenziale delle nostre inclinazioni naturali.

All'origine della specie, l'uomo era per costituzione e per istinto incline alla caccia e alla pesca, mentre la donna si dedicava alla coltivazione.

In virtù di tale matrice iniziale, questi alimenti hanno acquisito molto presto un'importanza vitale, diventando i più specifici, i più umani, i più nobili, i più appropriati per l'essere umano sia dal punto di vista nutrizionale sia da quello, fondamentale per la gestione del peso, affettivo ed emozionale.

Da oltre 50.000 anni questi alimenti si sono evoluti insieme con l'uomo rafforzando il loro reciproco legame.

È evidente che oggi l'essere umano non è più quello del passato: non più cacciatore-raccoglitore, è diventato sedentario, ha coltivato e sviluppato le proprie conoscenze, ha fondato civiltà, si è integrato con l'ambiente che lo circonda ricavandone ciò di cui ha bisogno, compresi gli alimenti, concepiti più come oggetti di piacere che come nutritivi mezzi di sostentamento.

Così facendo ha creato un'alimentazione nuova, agli antipodi rispetto a quella per cui è stato concepito. Vi si è adattato con voluttà, perché è un'alimentazione ricca di seduzione, è sensoriale, gratificante, possiede una carica affettiva ed emozionale, ma è un'alimentazione che lo fa ingrassare. E il problema che oggi l'uomo deve fronteggiare è proprio smettere di ingrassare e cominciare a dimagrire.

Negli ultimi 50 anni due nutrienti – i grassi e gli zuccheri che sono alla base di alimenti considerati per lungo tempo rari e ricercati – sono entrati in maniera prepotente nella nostra alimentazione. Gli alimenti ad alto tenore di grassi e zuccheri che abbondano oggi su tutte le tavole sono prodotti estremamente gratificanti, che non esistevano quando il nostro corpo, e soprattutto il nostro cervello, sono nati. Nessuno mangiava eccessive quantità di grassi, perché gli animali erano magri. Né accadeva che qualcuno mangiasse troppo zucchero, perché il saccarosio non esisteva. Lo stesso Re Sole, nell'infinito lusso di Versailles, non aveva mai assaggiato altri prodotti zuccherini al di fuori di miele e frutta.

Il mio proposito non è quello di promuovere una campagna per tornare agli alimenti frugali dell'uomo delle caverne, ma di far capire che dimagrire riappropriandosi dei propri alimenti non rappresenta certo un approccio aggressivo per chi è a dieta.

So bene che la maggior parte dei nutrizionisti spinge al consumo di farinacei, cereali, glucidi e grassi buoni, e io stesso sono convinto dell'utilità di tale apertura, ma non nella fase di dimagrimento. I 30 anni di battaglie combattute al fianco dei miei pazienti mi hanno convinto che questo tipo di alimentazione equilibrata era completamente inadatto a un percorso di dimagrimento. Dimagrire conservando l'equilibrio e la proporzione ottimale degli alimenti significa ignorare la psicologia e le problematiche delle persone in sovrappeso e degli obesi.

Il periodo di dimagrimento è come un periodo di guerra che, per essere davvero superato, deve sfociare in una pace duratura. Non si può pensare di portare avanti un combattimento senza sforzo né logica. Se le persone in sovrappeso fossero in grado di perdere peso mangiando un po' di tutto in modo equilibrato, non sarebbero in sovrappeso. Non si possono comprendere i comportamenti alimentari dell'uomo considerando solo le leggi della termodinamica. La spiegazione energetica del sovrappeso, secondo cui si ingrassa per il troppo mangiare e per il poco movimento, è più che fondata, ma non spiega il come e il perché delle cose.

Se voi che mi state leggendo siete ingrassati abbastanza perché questo vi disturbi, è perché mangiate con uno scopo diverso da quello del solo nutrirvi. Anche senza conoscervi, posso assicurarvi che ciò che vi ha fatto ingrassare non è di certo ciò che avete mangiato per il vostro sostentamento, ma quello che avete messo in bocca per procurarvi piacere e placare la tensione. È questo bisogno del piacere, questa richiesta così forte da sopraffarvi fino a farvi ingrassare procurandovi sofferenza, questa necessità impellente verso cui provate sensi di colpa, che è il filo conduttore e la spiegazione reale del vostro problema di peso.

Gli scambi quotidiani con i miei pazienti, il loro ascolto, la raccolta attenta delle loro testimonianze mi hanno convinto, nel corso degli anni, che quando esiste una tale richiesta incosciente del piacere, una spinta così forte da sopraffare la ragione, la ricerca di altri piaceri e di altre forme di appagamento è momentaneamente o definitivamente annullata.

E di solito il clic – che spinge a reagire e a trovare l'energia necessaria per intraprendere una guerra contro il proprio sovrappeso e abbandonare il piacere di compensazione di cui esso è il prodotto – arriva quando ci si rende conto che bisogna mirare ad altre fonti di piacere, che sono il preludio di giorni migliori.

In questi momenti importanti e delicati le persone in sovrappeso chiedono di combattere in maniera efficace ottenendo risultati concreti, visibili e sufficienti per rafforzare questa speranza e questa motivazione, che possono essere messe a dura prova davanti a un peso che non scende o a un fallimento. Quello che cercano è un regime efficace, e che dia risultati veloci.

In quest'ottica, ho quindi scelto di dare priorità all'efficacia e, in linea con la mia etica di medico che fa l'interesse del paziente anche sul lungo termine, alla necessità assoluta di mantenere i risultati ottenuti, cioè la stabilizzazione del peso raggiunto per sempre.

Per lungo tempo ho creduto che la priorità data all'efficacia interferisse con la fantasia culinaria. In realtà mi sbagliavo: ho sottovalutato l'inventiva e le infinite risorse creative dei miei pazienti e lettori, fortemente motivati e impegnati a inventare pur rimanendo nell'ambito di quel contesto ben delimitato e strutturato che avevo stabilito per loro, quello cioè delle proteine e delle verdure senza alcuna restrizione sulla quantità.

Ho così ricevuto in 5 anni migliaia di ricette basate su queste due famiglie di alimenti, rispettose dei metodi di preparazione, degli abbinamenti e dell'alternanza che il regime consente, e sono rimasto stupito nel vedere fino a che punto le persone a dieta che avevano la possibilità di utilizzare una ricetta che le rendeva felici desiderassero condividerla con gli altri.

Un mattino del 2005 uno dei miei lettori mi ha telefonato.

Ci teneva a farmi sapere che dopo aver acquistato per caso il mio libro, ne aveva seguito le indicazioni e aveva perso in 6-7 mesi più di 30 chili.

«Ho trascorso la mia vita nel campo della ristorazione. Amo sia cucinare sia gustare i miei piatti. E così nel corso degli anni sono diventato molto grasso. Il suo programma mi ha sedotto perché adoro le carni e i pesci e, soprattutto, da grande mangiatore quale sono, ho apprezzato che il suo libro cominciasse parlando di cibi che possono essere consumati 'a volontà'.

«Ho fatto appello a tutte le mie conoscenze per dare ai suoi 100 alimenti autorizzati e alle numerose ricette della sua opera il lustro della grande cucina. Mi sono concesso molto in 6 mesi e sono dimagrito senza soffrire veramente.

«Per ringraziarla le faccio avere queste ricette prese dal suo repertorio, ma modificate a mio piacimento, sempre nel rispetto delle regole del regime, affinché i suoi lettori e pazienti ne possano approfittare quando sono a corto di tempo o di immaginazione.»

Questa telefonata, oltre a darmi la notizia di quell'inestimabile contributo d'arte culinaria, ha inciso anche nella mia vita famigliare e personale. Mio figlio Sacha, che studia la dietetica, ha sperimentato le ricette di questo grande cuoco e con lui ha creato un suo laboratorio e sviluppato una linea di piatti dimagranti, la sola in Europa, composta da alimenti cucinati senza apporto di grassi, zucchero e farina.

Queste ricette le troverete nel libro insieme con altre meno professionali, ma altrettanto creative, di donne che si confrontano nei forum portando avanti un progetto comune di dimagrimento con il mio metodo. Approfitto dell'occasione per ringraziare dal profondo del cuore gli utenti di questi forum che mi hanno aiutato inviandomi le loro ricette. Sono troppi per salutarli tutti, ma citerò i forum a cui prendono parte: aufeminin, supertoinette, mesregimes, dukanons, senioplanet, doctissimo, zerocomplexe, atoute. cuisinedukan, vivelesrondes, commeunefleur, nouslesfemmes, clubregimes, e-sante, regimefacile, milleurduchef, volcreole, forumliker, yabiladi, formemedecine, actiforum, easyforum, dudufamily...

Per classificare le ricette di questo libro ho rispettato la stessa struttura a tappe che caratterizza il mio metodo. È infatti articolato in quattro fasi. Le prime due, la fase di attacco e la fase di crociera, sono funzionali al dimagrimento in senso stretto. Le due successive, il consolidamento e la stabilizzazione del peso, sono finalizzate al mantenimento del peso scelto e raggiunto.

È nel corso delle prime due fasi che le ricette giocano un ruolo cruciale, quello di apportare piacere, sapore, quantità, appagamento e varietà. Ce ne sono così tante che un libro di ricette non poteva contenerle tutte. E non è finita qui, perché presto ci sarà un libro di ricette per il consolidamento del peso, preparatevi!

Qui troverete quindi due tipi di ricette: le ricette a base di proteine pure, che utilizzano solo alimenti ad alto contenuto di proteine, e le ricette che uniscono proteine e verdure.

Sono concepite partendo dai 100 alimenti che costituiscono il mio regime, e che possono essere liberamente consumati in termini di quantità, orario di assunzione e abbinamenti.

Tale libertà viene pienamente accordata, a condizione di non introdurre altri alimenti in queste due fasi del programma funzionali al raggiungimento del peso ricercato.

Ecco i 100 alimenti liberamente autorizzati nelle prime due tappe del mio programma

72 alimenti proteici

- 11 tipi di carne: bistecca, filetto e sottofiletto di manzo, roastbeef, lingua, bresaola, scaloppine, costine, fegato e rognone, prosciutto di maiale, di pollo o di tacchino (senza grasso e senza cotenna).

- 25 tipi di pesce: merluzzo, nasello, orata, pesce imperatore, pesce spada, rombo, rombo affumicato, merluzzo affumicato, merluzzo nero, limanda, bottatrice, sgombro, pesce lupo, branzino, trota, razza, triglia, sardine, salmone, salmone affumicato, sogliola, surimi, tonno fresco, tonno al naturale, cernia.
- 18 tipi di frutti di mare: lumaca di mare, calamaro, vongola, patella, capesante, granchio, gamberetto, gamberetto di fiume, gamberone, aragosta, ostrica, astice, scampo, cozza, riccio di mare, polipo, seppia, totano.
- 9 tipi di pollame e carni bianche: struzzo, quaglia, galletto, fegato, tacchino, piccione, faraona, pollo, coniglio.
- 2 tipi di uova: di pollo e di quaglia.
- 5 tipi di latticini: yogurt naturale magro, oppure dolcificato con aspartame, formaggio fresco a basso apporto di grassi, formaggio a pasta molle prodotto con latte scremato, petit-suisse (formaggio fresco con lo 0% di grassi), latte scremato.
- 2 tipi di proteine vegetali: tofu e crusca d'avena.

28 verdure

Carciofo, asparago, melanzana, barbabietola, bietole, broccoli, carote, sedano, funghi, crucifere (cavolini di Bruxelles, cavolfiore, rape), cuori di palma, cetriolo, zucchina, indivia, spinaci, finocchi, verza, fagiolini, sedano rapa, cipolla, acetosella, porro, peperoni, zucca, ravanello, tutte le insalate verdi, germogli di soia, pomodori.

Le proteine, motore del mio regime

PER coloro che non conoscono il mio metodo e non hanno letto *La dieta Dukan*, che lo illustra, riassumo i principi su cui si basa, riprendendo alcuni passaggi del mio libro precedente.

Di che cosa si tratta, e come funziona?

Il suo punto centrale, la cui formulazione ha occupato buona parte della mia vita di medico e con il quale è cominciato il mio viaggio nel mondo della nutrizione, è rappresentato dalle proteine.

Nel 1970 ho proposto in Francia il primo regime fondato su questo nutriente particolare. Ho fatto molta fatica per far accettare il consumo di un solo alimento, in totale antagonismo con il dogma delle diete ipocaloriche che regnava incontrastato in quel periodo. Oggi finalmente il mio metodo ha guadagnato il suo posto tra i più diffusi nella lotta al sovrappeso, anche se a mio parere è il primo in assoluto per importanza. Il consumo delle proteine è il motore dell'intero regime, e viene seguito solo per qualche giorno per dare la spinta iniziale, perché un regime che non decolla non è un regime vincente.

La teoria generale, estremamente conservatrice e insensibile all'evidenza dei risultati e delle statistiche, resta ancora legata alla strategia che ha fatto, fa e farà sempre più obesi ogni anno:

il regime ipocalorico, quello che consente di mangiare tutto in piccole quantità.

Alcuni colleghi di nota fama che sostengono questo metodo portano come argomentazione che la privazione è ingrassante, che le diete fanno dimagrire molto velocemente all'inizio per poi provocare riprese altrettanto rapide con il classico andamento yo-yo. La dieta si rivela così un programma ingrassante.

Casi del genere esistono, e mi è capitato di vederli con i miei occhi, ma sono ben lungi dall'essere la regola e sono il risultato di diete discutibili come quella del minestrone o di Beverly Hills, a base di frutti esotici, da regimi ipocalorici troppo lunghi e frustranti o dai regimi a base di pasti in polvere, che esercitano una doppia violenza, metabolica per l'utilizzo di un alimento puro al 98%, e comportamentale, data da un'alimentazione limitata al consumo di polveri industriali.

L'elemento che accomuna tutti questi regimi è l'assenza totale e bilaterale di stabilizzazione, sia perché si basano su consigli ispirati al comune buon senso, come «fate attenzione», «controllate la vostra alimentazione», «non mangiate troppo» – raccomandazioni formali vaghe e generiche –, sia perché i pazienti che vi si affidano e riescono a dimagrire si sentono ormai fuori pericolo. Purtroppo si sbagliano. È solo con un vero e proprio piano, fatto di regole precise, concrete, facili da memorizzare, inserite in un rituale, efficaci, che forniscono risposte in step successivi nella strada della ripresa, che testimoniano nel corso delle settimane e dei mesi la loro capacità di stabilizzare il peso – soltanto con un'azione così radicale, mirata e sicura – che si possono evitare fallimenti e ricadute.

Fare la guerra a certi regimi è giusto. Ma non a tutti e indistintamente! Sarebbe come gettare il bambino con l'acqua sporca! Tra tutti questi regimi troppo efficaci, troppo violenti, troppo contronatura, quello a base di proteine in polvere va utilizzato con estrema cautela, dopo essersi affidati a un medico, se non a uno psichiatra.

* * *

A questo proposito vorrei raccontarvi un aneddoto realmente accaduto che vi divertirà e vi dirà molto su ciò che penso delle proteine industriali.

Nell'inverno del 1973 la mia segretaria mi passò la telefonata di una persona che non conoscevo e che con un forte accento scandinavo mi disse che dopo aver letto uno dei miei libri, aveva perso facilmente un considerevole numero di chili, il tutto senza troppi sforzi e mangiando a sazietà.

«Sono di passaggio a Parigi e vorrei incontrarla per stringerle la mano e ringraziarla di persona.» Qualche ora più tardi arrivò nel mio ufficio un gigante nordico di una cinquantina d'anni.

«Senza saperlo lei ha cambiato la mia vita. Come ringraziamento vorrei farle un regalo.»

E tirò fuori dalla borsa da viaggio, mettendolo sulla mia scrivania, un magnifico e impressionante salmone.

«Possiedo numerosi allevamenti di salmone in Norvegia e questo pesce, uno dei migliori esemplari del mio fiordo preferito, è stato pescato per lei e affumicato con legni pregiati.»

Io adoro il salmone e lo ringraziai calorosamente.

«Ma questo non è che una sciocchezza, ecco il vero regalo.»

E tirò fuori dal bagaglio pieno di sorprese una scatola cilindrica in alluminio della misura di una cappelliera e senza nessuna dicitura apparente.

«Dottore, lei sa cosa c'è in questa scatola? C'è la sua fortuna!»

Tolse il coperchio dalla scatola scoprendo una massa di polvere bianca.

«Mi spiego. Controllo numerose latterie nei Paesi Bassi. Produciamo burro, ma non sappiamo cosa fare del latticello, il suo principale sottoprodotto, destinato ai maiali. Lei sa cosa c'è in questo latticello? Delle globuline solubili del latte, proteine allo stato puro! Le faccio una proposta: le metto a disposizione queste tonnellate di proteine in polvere per farne degli alimenti dimagranti in bustina.»

Quest'uomo era un industriale visionario. 10 anni più tardi le proteine in polvere sono diventate il prodotto dimagrante più venduto al mondo.

«Grazie infinite del salmone: lo mangerò pensando a lei e ai suoi fiordi. Ma non prenderò né la scatola né il suo contenuto: non è così che difenderò le mie proteine. Il suo primo regalo, il suo straordinario salmone, è una miniera di proteine. È un pesce che amo tanto, e sto già pregustando il momento in cui lo porterò in tavola e lo gusterò con la mia famiglia, ma non mi alletta per niente l'idea di consumare il suo corrispettivo proteico sotto forma di polvere. E siccome non lo vorrei per me, per quale motivo dovrei cercare di farlo accettare ai miei pazienti e a quelli che ripongono in me la loro fiducia?»

Torniamo al mio programma nella sua forma attuale. È articolato in quattro fasi successive che hanno lo scopo di condurre colui che desidera dimagrire al peso stabilito e fare in modo che lo mantenga.

Queste quattro fasi successive e di efficacia decrescente sono così concepite:

- la prima, con un inizio lampo, assicura una perdita di peso intensa e stimolante;
- la seconda consente un dimagrimento regolare, fino al peso desiderato;
- la terza assicura un consolidamento del peso appena acquisito e ancora instabile. La sua durata è pari a 10 giorni per ogni chilo perso;
- la quarta costituisce la stabilizzazione definitiva, assicurata da

un giorno alla settimana di regime, da mantenere per tutto il resto della vita.

Ognuna delle quattro fasi ha una propria modalità d'azione e una particolare funzione, ma tutte e quattro prendono la loro forza e la loro efficacia decrescente dall'utilizzo delle proteine: che sono pure in fase di attacco, alternate in quella di crociera, equilibrate in fase di consolidamento e, infine, settimanali nel corso della stabilizzazione definitiva.

È con il regime delle proteine pure, utilizzato da solo e senza riserve, su una durata che varia, a seconda dei casi, da 2 a 7 giorni, che il programma Dukan decolla creando un incredibile effetto sorpresa.

È questo stesso regime che, utilizzato in alternanza, conferisce potenza e ritmo al regime delle proteine alternate, che porta al raggiungimento del peso desiderato.

È sempre lui che, utilizzato in modo puntuale, costituisce il pilastro della fase di consolidamento, periodo di transizione tra il dimagrimento vero e proprio e il ritorno a un'alimentazione normale.

Ed è infine lo stesso regime che, con una sola giornata alla settimana, ma per tutta la vita, offre una stabilizzazione definitiva che permette, grazie a questo sforzo circoscritto, di vivere mangiando senza sensi di colpa e senza restrizioni particolari gli altri 6 giorni della settimana.

Se il regime delle proteine pure è il motore del programma Dukan e delle sue quattro fasi integrate, prima di passare alla pratica, sarà bene descrivere la sua particolare modalità d'azione illustrandone l'efficacia e specialmente la durata e la stabilizzazione, così da utilizzarne tutte le risorse.

Come funziona il regime delle proteine pure, quello da cui tutto ha inizio e che serve da base per le altre tre fasi e per la stabilizzazione del vostro peso?

1) Questo regime deve apportare solo proteine

Dove si trovano le proteine pure?

Le proteine costituiscono la trama della materia vivente, sia animale sia vegetale: questo significa che si trovano nella maggior parte degli alimenti conosciuti. Il regime delle proteine, per sviluppare la sua azione specifica e tutte le sue potenzialità, deve essere composto da alimenti che si avvicinino il più possibile alla purezza proteica. In pratica, a eccezione dell'albume, nessun altro alimento possiede tale purezza.

I vegetali, per quanto siano proteici, sono sempre troppo ricchi di glucidi. È il caso di tutti i cereali e di tutti i farinacei, delle leguminose e di diversi alimenti amidacei, compresa la soia, conosciuta per la qualità delle sue proteine, ma troppo grassa e ricca di glucidi: tale caratteristica rende tutti i vegetali inutilizzabili in questa fase del metodo.

Parallelamente ci sono alimenti di origine animale che sono più ricchi di proteine rispetto alle verdure, ma troppo grassi. Questo vale per il maiale, il montone, l'agnello, alcuni tipi di pollame troppo grassi, come l'anatra e l'oca, e alcuni tagli di manzo e vitello.

Esiste tuttavia un certo numero di alimenti che, senza raggiungere la purezza proteica – che non abbiamo la pretesa sia assoluta –, si avvicinano parecchio a essa e saranno i protagonisti del regime Dukan.

- Il manzo, a eccezione della lombata, della costata e di tutti i tagli da brasato e bollito.
- Il vitello da cucinare alla griglia.
- Il pollame, a eccezione dell'anatra e dell'oca.
- Tutti i pesci, compreso il pesce azzurro, il cui grasso, protettore del cuore e delle arterie, consente di includerlo nell'elenco.
- I crostacei e i molluschi.
- Le uova, la cui purezza proteica dell'albume è intaccata dal modesto contenuto in grassi del tuorlo.
- I latticini magri, molto ricchi di proteine e a ridotto contenuto di grassi. Il loro modesto tenore glucidico e il loro sapore appagante permettono di inserirli nella nostra selezione di alimenti essenzialmente proteici che rappresentano la forza d'urto del programma Dukan.

La purezza delle proteine riduce il loro apporto calorico

Tutte le specie animali si nutrono di alimenti composti da un insieme dei tre soli macronutrienti conosciuti: le proteine, i lipidi e i glucidi. Per ogni specie, però, esiste una proporzione ideale e specifica di questi tre principi nutrizionali. Per l'uomo tale proporzione è di 5-3-2, vale a dire 5 parti di glucidi, 3 parti di lipidi e 2 di proteine: una composizione molto simile a quella del latte materno.

Quando la composizione del bolo alimentare rispetta questa regola aurea, l'assimilazione delle calorie nell'intestino tenue avviene con la massima efficacia e la loro resa è tale da facilitare l'accumulo di peso. Diciamo che il corpo ne approfitta.

Al contrario, basta modificare questa proporzione ottimale per inficiare l'assorbimento delle calorie e ridurre così la resa degli alimenti. In linea teorica, la modifica più radicale che si possa concepire, quella che ridurrebbe in maniera più significativa l'assorbimento delle calorie, sarebbe restringere l'alimentazione al consumo di un solo principio alimentare.

In pratica, benché questo tentativo sia già stato fatto negli Stati Uniti con i glucidi (la dieta di Beverly Hills consente solo il consumo di frutti esotici) e con i lipidi (con la dieta eschimese), l'alimentazione ridotta al solo consumo di zuccheri o ai soli grassi è difficilmente realizzabile e può avere gravi conseguenze sulla salute. L'eccessivo consumo di glucidi facilita lo sviluppo del diabete mellito tipo II, e l'eccesso di grassi può avere conseguenze sul cuore e sulle sue arterie. Inoltre, l'assenza di proteine indispensabili alla vita obbligherebbe l'organismo a prelevarle dalle proprie riserve muscolari.

L'alimentazione limitata a un unico principio nutrizionale è ammissibile solo per le proteine, e rappresenta una soluzione accettabile anche dal punto di vista del gusto, evita il rischio di aterosclerosi e, inevitabilmente, di carenze proteiche.

Quando si intraprende un'alimentazione basata esclusivamente su alimenti a elevato contenuto proteico, l'intestino tenue (attraverso il quale avviene l'assorbimento dei nutrienti) compie un enorme lavoro per elaborare un bolo alimentare per il quale non è programmato. Pertanto non riesce a sfruttarne pienamente il contenuto calorico. Si trova nella stessa situazione di un motore a due tempi creato per funzionare con una miscela di benzina e di olio, ma che viene alimentato con benzina pura: dopo aver scoppiettato, si ingolferà poiché non potrà utilizzare il proprio carburante.

Che cosa fa l'organismo in queste condizioni? Preserva ciò che è vitale, le proteine indispensabili per il mantenimento dei suoi organi (muscoli, globuli, pelle, capelli, unghie), e utilizza male e poco il resto delle calorie fornite.

L'assimilazione delle proteine è un lavoro impegnativo che comporta un notevole dispendio calorico

Per comprendere la seconda proprietà delle proteine che contribuisce all'efficacia del metodo Dukan è indispensabile familiarizzare con il concetto di ADS, Azione dinamica specifica degli alimenti. L'ADS rappresenta lo sforzo o il consumo che deve affrontare l'organismo per disgregare un alimento fino a ridurlo allo stato di molecola semplice, la sola forma che gli consente di circolare nel sangue. Tutto ciò necessita di un lavoro la cui importanza varia a seconda della consistenza e della natura chimica dell'alimento.

Quando consumate 100 calorie di zucchero da tavola (saccarosio), glucide rapido per eccellenza, composto da molecole semplici e poco aggregate, l'assorbimento avviene velocemente e questo lavoro costa all'organismo solo 7 calorie. Ne restano 93 utilizzabili. L'ADS dei carboidrati è quindi del 7%.

Quando consumate 100 calorie di burro o di olio, l'assimilazione è un po' più laboriosa e questo lavoro vi costa 12 calorie, lasciando all'organismo solo 88 calorie residue. L'ADS dei lipidi raggiunge allora il 12%.

Infine, per assimilare 100 calorie di proteine pure, come l'albume, il pesce magro o il formaggio fresco magro, il dispendio energetico è enorme, poiché le proteine sono composte da un aggregato di lunghissime catene molecolari i cui anelli di base, gli aminoacidi, sono legati saldamente tra loro, il che richiede un lavoro infinitamente più impegnativo. Il consumo calorico indotto dal semplice assorbimento è di 30 calorie, e lascia all'organismo solo 70 calorie: l'ADS raggiunge il 30%. L'assimilazione delle proteine, vero e proprio lavoro interno, è responsabile di un dispendio calorico e parallelamente di un innalzamento della temperatura corporea, che spiega come mai è sconsigliato fare un bagno in acqua fredda subito dopo un pasto ricco di proteine: lo sbalzo di temperatura potrebbe causare una congestione.

Questa caratteristica delle proteine è fastidiosa per i bagnanti impazienti di tuffarsi, ma rappresenta una benedizione per le persone in sovrappeso, che sono inclini ad assimilare calorie. Essa consentirà loro di mettere in atto un'economia indolore, permettendo di nutrirsi in maniera soddisfacente senza pagarne lo scotto.

A fine giornata, per un consumo proteico di 1.500 calorie, che rappresenta un apporto sostanziale, dopo la digestione ne restano nell'organismo solo 1.000. Questa è una delle chiavi del programma Dukan e una delle ragioni strutturali della sua efficacia. Ma non è tutto...

Le proteine pure riducono l'appetito

L'assunzione di alimenti zuccherati o di sostanze grasse, facili da digerire e assimilare, genera una sazietà momentanea, rapidamente sopraffatta dal ritorno della fame. Studi recenti hanno dimostrato che lo sgranocchiare alimenti zuccherati o grassi non ritarda la comparsa della fame, e nemmeno induce a ridurre le quantità di cibo ingerite durante il pasto. Al contrario, fare spuntini a base di alimenti proteici ritarderà l'ora del pasto successivo e ridurrà le quantità ingerite.

In aggiunta a questo, il consumo esclusivo di alimenti proteici favorisce la produzione di corpi chetonici, che facilitano il senso di sazietà e lo mantengono per lungo tempo. Dopo 2-3 giorni di dieta limitata alle proteine pure, la fame sparisce completamente e il programma Dukan può essere seguito evitando il più grande nemico di chi è a dieta: la fame.

Le proteine pure combattono l'edema e la ritenzione idrica

Alcuni regimi o tipi di alimentazione sono noti per essere «idrofili» e favorire la ritenzione idrica e i gonfiori che ne sono l'immediata conseguenza: è il caso dei regimi prevalentemente vegetali, ricchi di frutta, verdura e sali minerali.

L'alimentazione ricca di proteine è al contrario «idrofuga», in quanto facilita la diuresi e quindi l'eliminazione di acqua dai tessuti, preoccupante aspetto nel periodo premestruale e in quello della premenopausa.

Il regime d'attacco, composto da proteine il più possibile pure, è, fra tutti, il più efficace contro la ritenzione idrica.

Questa caratteristica rappresenta un vantaggio particolarmente importante per la donna. Quando un uomo ingrassa, è principalmente perché mangia troppo e accumula sotto forma di grasso l'eccesso di calorie. Nella donna il meccanismo di aumento del peso è spesso più complesso e associato a una ritenzione idrica che frena e riduce i risultati delle diete.

In alcuni momenti del ciclo mestruale, nei 4 o 5 giorni che precedono le mestruazioni, ma anche in precisi periodi della vita, come la pubertà, caratterizzata da cicli irregolari, una interminabile premenopausa o qualsiasi momento in cui si verificano squilibri ormonali, le donne, soprattutto quelle in sovrappeso, tendono a trattenere i liquidi e si sentono gonfie, hanno il viso tumefatto al risveglio, avvertono pesantezza alle gambe e hanno caviglie e dita delle mani gonfie. Questa ritenzione è accompagnata da un aumento di peso di solito reversibile, ma che può diventare cronico.

Accade che alcune donne, per ritrovare la linea e superare tali problemi, si mettano a dieta e si accorgano che i piccoli accorgimenti che in passato erano efficaci ora non danno più alcun effetto.

In tutti questi casi, non rari, le proteine pure, così come si trovano riunite nel regime di attacco, svolgono un'azione decisiva e immediata. Nell'arco di pochi giorni, se non di poche ore, i tessuti pieni d'acqua si asciugano con una sensazione di benessere immediato e di leggerezza che ha un riscontro anche sulla bilancia e che rinforza la motivazione.

Le proteine pure aumentano la resistenza dell'organismo

Si tratta di una proprietà ben nota ai nutrizionisti e constatata da sempre anche dai profani. Prima di scoprire la terapia contro la tubercolosi, uno dei trattamenti di questa malattia era la sovralimentazione con un notevole aumento di cibi proteici. A Berck, nel Nord della Francia, si obbligavano gli adolescenti a bere il sangue animale. Oggi gli allenatori consigliano un'alimentazione a elevato apporto proteico agli sportivi, che sollecitano molto il loro organismo. I medici utilizzano lo stesso principio per aumentare la resistenza alle infezioni, nei casi di anemia o per accelerare la cicatrizzazione delle ferite.

Dal nostro punto di vista si tratta di un ulteriore vantaggio, poiché qualsiasi dimagrimento indebolisce un po' l'organismo. Alcuni pazienti mi hanno persino segnalato che questa fase ha prodotto su di loro un effetto euforizzante, sia sul piano fisico sia su quello mentale, e questo già a partire dal termine della seconda giornata.

Le proteine pure permettono di dimagrire senza perdere massa muscolare e mantenendo tonica la pelle

Questa constatazione non ha nulla di sorprendente se pensiamo che la pelle, il suo tessuto elastico così come l'insieme dei muscoli del corpo sono essenzialmente costituiti da proteine. Un regime povero di proteine obbligherebbe l'organismo a utilizzare quelle dei muscoli e della pelle, compromettendone l'elasticità, senza parlare della fragilità delle ossa, già presente nella donna in menopausa.

L'unione di questi effetti provoca un invecchiamento dei tessuti, della pelle, dei capelli e dell'aspetto in generale, un fenomeno evidente a tutti e che può indurre a interrompere la dieta.

Al contrario, un regime ricco di proteine e, a maggior ragione, composto esclusivamente di proteine come quello della prima fase di questo programma, non ha motivo di attingere alle riserve proteiche dell'organismo poiché ne fornisce in abbondanza.

Con questi presupposti, il dimagrimento, per quanto sia rapido e tonificante, non compromette il tono muscolare né la luminosità della pelle.

Questa particolarità del programma Dukan può sembrare secondaria alle donne giovani, muscolose e con la pelle tonica, ma diventa di fondamentale importanza per coloro che si avvicinano alla menopausa o che possiedono una muscolatura ridotta o una pelle delicata e sottile. Capita spesso di vedere persone che curano la loro linea tenendo come unico riferimento l'ago della bilancia. Il peso non può e non deve giocare un ruolo esclusivo: la luminosità della pelle, la consistenza dei tessuti e la tonicità generale del corpo sono parametri altrettanto importanti che incidono sull'aspetto di una donna.

2) Questo regime deve essere ricco d'acqua

La funzione dell'acqua è spesso sottovalutata e controversa, visto che circolano pareri e studi contrastanti riguardo a questo tema. Il problema dell'acqua non è un semplice concetto di marketing dietetico. È una questione di primaria importanza che, malgrado l'insistenza da parte di stampa, medici, aziende di acque minerali, e nonostante quanto ci suggerisce il semplice buon senso, non è stata ancora chiaramente compresa dalla gente e, in particolare, da chi si sottopone a una dieta.

Per ridurre le riserve di grassi può sembrare sufficiente bruciare calorie, ma questa combustione, per quanto necessaria, non basta. Dimagrire significa sia bruciare sia eliminare.

Cosa pensereste di un bucato o di stoviglie lavate ma non risciacquate? Lo stesso vale per il dimagrimento, e su questo argomento occorre essere molto chiari. Un regime che non sia accompagnato da una quantità sufficiente d'acqua è un pessimo regime: non solo è poco efficace, ma non consente di eliminare i prodotti di scarto del metabolismo.

L'acqua purifica e migliora i risultati della dieta

Tutti possono constatare che più si beve più si urina e più i reni hanno la possibilità di eliminare le scorie provenienti dagli alimenti metabolizzati. L'acqua è quindi il miglior diuretico naturale. Tuttavia è sorprendente constatare che sono poche le persone che bevono a sufficienza.

Le mille sollecitazioni quotidiane tendono a ritardare la sensazione naturale di sete fino a farcela dimenticare. Con il passare dei giorni e dei mesi, la sete scompare e perde la sua funzione di segnalare la disidratazione dei tessuti. Molte donne, che hanno la vescica più piccola e più sensibile di quella maschile, esitano a bere per evitare frequenti visite in bagno, interruzioni durante il lavoro o bisogni pressanti in viaggio, o ancora per evitare di utilizzare le toilette pubbliche.

Questo può essere accettabile in condizioni normali, ma non lo è quando si segue una dieta dimagrante, e fra tutte le motivazioni che si possono elencare, ne esiste una che finisce sempre per convincere tutti: tentare di dimagrire senza bere non solo ha un effetto tossico per l'organismo, ma può persino ridurre o bloccare la perdita di peso, vanificando gli sforzi fatti. Perché?

Perché il motore umano che consuma grassi nel corso di una dieta funziona come qualsiasi motore a combustione. L'energia bruciata produce calore e scorie.

Se queste scorie non vengono regolarmente eliminate dai reni, il loro accumulo prima o poi interrompe la combustione e blocca ogni perdita di peso, anche se si segue una dieta alla lettera. Succederebbe lo stesso al motore di un'auto con il tubo di scappamento otturato, o al fuoco di un camino che non pulite dalla cenere: entrambi, sotto l'accumulo delle scorie, finirebbero per soffocare e spegnersi.

Gli eccessi alimentari della persona in sovrappeso e l'assommarsi di trattamenti errati e di regimi eccessivi o contraddittori impigriscono i reni. Chi ha problemi di peso, più di chiunque altro, ha bisogno di grandi quantità di acqua per rimettere in funzione l'apparato escretore.

Inizialmente l'operazione può sembrare spiacevole e fastidiosa, soprattutto in inverno, ma, insistendo, si trasforma in una normale abitudine e, rinforzata dalla piacevole sensazione di ripulirsi internamente e di dimagrire meglio, diventa una necessità.

Acqua e proteine insieme esercitano una potente azione di scioglimento della cellulite

Questa proprietà riguarda solo le donne, poiché la cellulite è un processo infiammatorio dei tessuti molli o del tessuto connettivo (di sostegno) associato a un deposito di grasso che si accumula e resta depositato, a causa degli ormoni, nei punti più tipicamente femminili: cosce, fianchi e ginocchia.

Nei confronti di questo problema la dieta è spesso impotente e ho constatato di persona che il regime delle proteine pure, associato alla riduzione del sale e al consumo di molta acqua poco mineralizzata, permette di ottenere una perdita di peso più armoniosa, con dimagrimento moderato ma reale delle zone difficili, come le cosiddette *coulotte de cheval* e l'interno delle ginocchia.

Paragonata ad altre diete seguite da una stessa paziente in momenti diversi della vita, questa combinazione è quella che offre, a parità di peso perso, la migliore riduzione globale della circonferenza del bacino e delle cosce.

Questi risultati sono dovuti all'effetto idrofugo delle proteine e alla filtrazione intensa da parte dei reni, sollecitati dal massiccio apporto di acqua. L'acqua penetra in tutti i tessuti, e anche nella cellulite. Entra pura ed esce salata e carica di scorie. A questa azione di dissalazione e di spurgo si aggiunge il potente effetto di combustione delle proteine pure: il tutto concorre a un'azione in alcuni casi modesta, ma rara, che distingue il programma Dukan dalla maggior parte degli altri regimi, che non hanno alcun effetto sulla cellulite.

In quali momenti della giornata bisogna bere l'acqua?

Fra le numerose credenze tramandate dal passato, ma ancora vive nell'inconscio collettivo, c'è l'idea che sia preferibile bere lontano dai pasti per evitare che l'acqua venga inglobata dagli alimenti.

Non solo questa affermazione non ha alcun fondamento fisiologico, ma in certi casi produce l'effetto opposto. Non bere nel corso dei pasti, nel momento in cui la sete sopraggiunge e sarebbe più facile e piacevole farlo, comporta il rischio di reprimere la sete stessa, e di farci dimenticare, distratti dalle attività quotidiane, di bere nel corso della giornata.

Durante il programma Dukan, e specialmente nella fase di

attacco, è indispensabile, salvo casi eccezionali di ritenzione idrica di origine ormonale o di insufficienza renale, bere 1,5 litri di acqua al giorno, se possibile minerale, ma anche sotto qualunque altra forma di liquido: tè, caffè o tisana. Una tazza di tè a colazione, un bicchiere abbondante nel corso della mattinata, altri due bicchieri a pranzo e un caffè a fine pasto, un bicchiere nel pomeriggio e due a cena consentono di arrivare facilmente a 2 litri.

Molti pazienti mi hanno detto che, per riuscire a bere malgrado la mancanza di sete, hanno preso l'abitudine non molto elegante, ma efficace, di bere direttamente dalla bottiglia.

Quale acqua bere?

- Le acque più indicate nel periodo di attacco, puramente proteico, sono le acque poco mineralizzate, leggermente diuretiche e lassative.
- Per combattere la cellulite vanno scelte esclusivamente acque povere di sodio.
- Chi ha l'abitudine di bere l'acqua del rubinetto può continuare a farlo. L'importante è berne abbastanza da risvegliare i reni: la quantità d'acqua bevuta è più importante della particolare composizione dell'acqua stessa.
- Vanno bene anche gli infusi e le tisane, come verbena, tiglio o menta, ideali per chi ama il rituale del tè o preferisce assumere le bevande calde, specie in inverno.
- Le bibite gassate light, ormai diffuse quanto quelle tradizionali, possono essere tranquillamente consumate. Ho preso l'abitudine di includerle nelle diete dimagranti per diversi motivi. Innanzitutto permettono facilmente di raggiungere i 2 litri di liquidi raccomandati nella giornata. Inoltre, hanno un contenuto di zuccheri e calorie praticamente nullo: circa 1 caloria per bicchiere, l'equivalente di una sola arachide per una

bottiglia formato famiglia. Infine, e soprattutto, alcune bibite come la cola light, così come l'equivalente tradizionale, sono miscele sapienti di sapori intensi, che permettono di tenere a bada il desiderio di dolci. Molti pazienti mi hanno confermato di essere stati aiutati nella dieta proprio dal consumo gratificante di queste bevande light.

Un'unica eccezione va fatta per la dieta del bambino e dell'adolescente. L'esperienza dimostra che, a queste età, la sostituzione con un «falso zucchero» riduce di poco la richiesta di cibi dolci. Inoltre il consumo illimitato della bevanda zuccherata può provocare l'abitudine di bere senza che ci sia effettiva sete, ma per il solo piacere, abitudine che può portare a future dipendenze più preoccupanti.

L'acqua «sazia» in modo naturale

Nel linguaggio corrente siamo soliti associare la sensazione di crampo allo stomaco con quella di fame, il che non è del tutto sbagliato. L'acqua bevuta durante i pasti e mescolata agli alimenti aumenta il volume totale del bolo alimentare e provoca la distensione dello stomaco e una sensazione di pienezza: il preludio dell'appagamento e della sazietà. A maggior ragione quindi bisogna bere a tavola, ma l'esperienza dimostra che il semplice fatto di tenersi occupati bevendo e la gestualità di portare alla bocca un bicchiere funzionano anche lontano dai pasti. Per esempio, nella fascia oraria più pericolosa della giornata, quella che va dalle 17 alle 20, bere un abbondante bicchiere d'acqua è sufficiente a moderare il desiderio di cibo.

Oggigiorno, mentre i popoli più poveri sono afflitti dalla penuria di cibo, nelle zone più ricche e affamate del pianeta è comparso un nuovo tipo di fame: quella che l'occidentale si autoimpone quando viene stimolato dalla varietà infinita di alimenti a sua disposizione.

È sorprendente constatare che mentre ci sono individui, istituzioni e laboratori farmaceutici che sognano di scoprire lo spezzafame ideale ed efficace, la maggior parte delle persone interessate al problema di moderare l'appetito non pensa di servirsi di un mezzo così semplice, puro e sicuro come l'acqua.

3) Questo regime deve essere povero di sale

Il sale è un elemento indispensabile alla vita ed è presente in percentuali diverse in qualunque alimento. Il sale che si aggiunge è sempre superfluo: serve solo per migliorare il sapore dei cibi e stuzzicare l'appetito, e troppo spesso si usa per semplice abitudine e non effettiva necessità.

Un regime povero di sale non presenta alcun rischio

Si può e si dovrebbe adottare per tutta la vita un regime iposodico. Chi è affetto da cardiopatia, insufficienza renale e ipertensione vive costantemente con un regime povero di sale senza presentare alcun tipo di carenza. Una certa precauzione va però osservata nel caso dei soggetti costituzionalmente ipotesi, che quindi devono convivere con la pressione bassa. Un regime troppo povero di sale, soprattutto se associato a un alto consumo di acqua, può aumentare la filtrazione del sangue, ridurne il volume e abbassare ancora la pressione arteriosa, con il rischio di provocare sensazione di affaticamento e di vertigine quando si passa velocemente dalla posizione supina a quella eretta. È meglio che queste persone si limitino a non salare troppo ed evitino possibilmente di esagerare con il consumo d'acqua, che non dovrebbe superare il litro e mezzo al giorno.

Un'alimentazione troppo salata porta all'accumulo di acqua nei tessuti

Nei Paesi caldi si distribuiscono regolarmente bustine di sale agli operai per evitare che si disidratino al sole.

Per le donne, in particolare quelle che si trovano sotto forte influenza ormonale, in periodo premestruale o in premenopausa, oppure nel corso della gravidanza, numerose parti del corpo possono diventare edematose e trattenere quantità eccessive di liquidi.

In queste donne il metodo Dukan, regime idrofugo per eccellenza, sviluppa la sua piena efficacia se si riduce al minimo la quantità di sale assorbito. Con questa misura, simile a quella imposta a chi segue terapie al cortisone, l'acqua ingerita transiterà più velocemente attraverso l'organismo.

A tal proposito, vi sono spesso persone che si lamentano di prendere 1 o persino 2 kg in una sola sera in seguito a uno sgarro alla dieta. Accade persino che un tale aumento di peso non sia giustificato da un reale strappo alla regola.

Se si esamina la composizione del pasto incriminato, non si trova mai la quantità di cibo corrispondente ai 2 kg presi, cioè 18.000 calorie, impossibili da ingerire in un così breve lasso di tempo. La causa sta piuttosto nella combinazione di un pasto troppo ricco di sale e di alcolici: sale e alcol concorrono entrambi a rallentare il transito dell'acqua bevuta. Non bisogna mai dimenticare che 1 litro d'acqua pesa 1 kg, e 9 g di sale ne fissano 1 litro nei tessuti per un paio di giorni. Questo non significa che durante la dieta non possiate fare un pranzo di lavoro o in famiglia che vi obbliga a venir meno alle regole, ma evitate di salare troppo, di bere troppo e soprattutto di pesarvi il giorno dopo, poiché un aumento di peso significativo e ingiustificato rischia di scoraggiarvi e di compromettere la vostra determinazione. Aspettate 2 o 3 giorni e intensificate la dieta, bevendo acqua poco mineralizzata e limitando il sale: tre misure sufficienti per ritrovare il peso raggiunto nei giorni precedenti.

Il sale aumenta l'appetito, la sua riduzione lo calma

È una constatazione ovvia. I cibi salati stimolano la salivazione e l'acidità gastrica, e questo aumenta l'appetito. Al contrario, i piatti poco salati stimolano poco le secrezioni digestive e non influenzano l'appetito. Purtroppo l'assenza di sale calma anche la sete: chi segue la dieta Dukan deve imporsi un elevato consumo di acqua fin dai primi giorni, in modo da stimolare il bisogno di acqua e il ritorno della sete naturale.

In conclusione

Il regime delle proteine pure, regime iniziale e motore principale delle quattro fasi integrate che compongono il programma Dukan, non è un regime come gli altri. È l'unico che utilizza una sola famiglia di sostanze nutritive e una categoria ben definita di alimenti con il massimo tenore di proteine.

In questa prima fase, così come nel corso dell'intero programma, ogni riferimento alle calorie e al loro conteggio diventa superfluo.

Consumarne poche o molte incide minimamente sui risultati: ciò che conta è limitarsi a questa categoria di alimenti.

Inoltre, nelle prime due fasi, sebbene siano quelle dimagranti, è consentito mangiare molto, ossia mangiare prima ancora del sopraggiungere della fame, quando questa, divenuta incontrollabile, non si accontenterà più delle proteine autorizzate, ma porterà la persona a dieta a sentirsi attratta da alimenti per lei gratificanti, connotati da una forte carica emotiva, ma di scarso valore nutritivo: alimenti zuccherati e pieni di grassi, ricchi e destabilizzanti.

L'efficacia del programma Dukan è interamente legata alla scelta degli alimenti: è sorprendente quando l'alimentazione si limita a questa categoria, ma risulta fortemente rallentata e ricondotta alla triste regola del conteggio delle calorie se si trasgredisce.

È quindi un regime che deve essere seguito alla lettera. Risponde alla grande legge del tutto o niente, che spiega la sua efficacia a livello metabolico, ma anche il suo formidabile impatto psicologico sulla persona in sovrappeso che agisce secondo la medesima legge degli estremi.

Tipicamente portato agli eccessi, tanto ascetico nello sforzo quanto sfrenato nell'abbandono, l'individuo grasso trova in questo regime un cammino pensato apposta per lui in ognuna delle quattro fasi del programma.

Queste affinità tra profilo psicologico e struttura del regime creano un incontro la cui importanza è difficile da comprendere per il profano, ma che da un punto di vista pratico è decisivo. Questo adattamento reciproco agevola l'adesione al programma, che facilita il dimagrimento e assume la sua piena efficacia nella fase di stabilizzazione definitiva, quando tutto si basa su un solo giorno di dieta proteica alla settimana: un giorno di redenzione, un'azione d'urto puntuale ed efficace che, solo sotto questa forma, viene accettata di buon grado da coloro che lottano da sempre contro la predisposizione al sovrappeso.

I PIATTI A BASE DI PROTEINE

Pollame

Ali di pollo alla griglia

Preparazione: 10 minuti
Cottura: 20 minuti

Per 2 persone

- 6 ali di pollo
- 100 ml di salsa di soia
- 1 spicchio d'aglio tritato
- 1 cucchiaio di dolcificante a zero calorie
- 4 cucchiaini di erbe aromatiche e spezie fresche o essiccate a piacere (timo, rosmarino, bacche di ginepro, pepe in grani, curcuma, chiodi di garofano, semi di anice e di finocchio eccetera)
- 1 cucchiaino di zenzero fresco tritato

Mettete tutti gli ingredienti in una terrina e lasciate marinare per 2-3 ore, mescolando una o due volte. Adagiate le ali di pollo in una teglia, irrorate con la marinata e infornate, azionando il grill. Dopo 5-10 minuti, quando la superficie inizia a dorare, girate le ali e cuocete ancora per 5-10 minuti.

Brodo di gallina alle cozze

Preparazione: 30 minuti
Cottura: 2 ore

Per 6 persone

- 2 cipolle
- 1-2 spicchi d'aglio
- 1,5 kg di ali di gallina
- 2 scalogni
- 4 gambi di sedano

- 1 mazzetto di erbe aromatiche fresche a piacere
- 1 kg di cozze
- 6 steli di erba cipollina
- Alcune foglioline di prezzemolo
- Sale e pepe q.b.

Dopo aver sbucciato la cipolla, l'aglio e lo scalogno, portate a ebollizione in un tegame 3 litri di acqua con un pizzico di sale. Unitevi le ali di gallina, la cipolla, l'aglio, gli scalogni, il sedano, le erbe aromatiche e il pepe. Coprite con un coperchio e fate cuocere per 2 ore a fuoco dolce.

Nel frattempo lavate le cozze e spazzolatele per eliminare la sabbia e altre impurità. Mettetele in un altro tegame con 2 cucchiai di brodo, coprite e fate cuocere a fuoco basso per 3 minuti circa. Quando le cozze saranno aperte, scolatele (conservando il liquido di cottura) ed estraete i molluschi. Distribuite le cozze in 6 ciotole, filtrate il liquido di cottura e versatene un poco in ogni ciotola.

Nel frattempo eliminate le ali di gallina e filtrate il brodo; regolate di sale, aromatizzate con il pepe e portate a ebollizione. Versate il brodo sulle cozze, mescolate e lasciate insaporire per pochi minuti.

Distribuite nelle ciotole. Decorate con l'erba cipollina e il prezzemolo e servite.

Brodo di pollo alla thailandese

Preparazione: 15 minuti
Cottura: 2-3 ore

Per 4 persone
- 2 carcasse di pollo
- 2 litri di acqua fredda

- 1 cipolla tagliata in 4 parti
- Prezzemolo o coriandolo fresco
- 2 steli di citronella tritata (solo la parte bianca), oppure di erba cipollina
- 2 foglie di lime
- 1 cucchiaio di galanga o di zenzero fresco tritato
- Sale e pepe q.b.

Mettete le carcasse in un tegame, versatevi l'acqua fredda e portate a ebollizione.

Abbassate la fiamma, unite il resto degli ingredienti (la citronella e il lime daranno un sapore agrumato), coprite con un coperchio e lasciate cuocere a fuoco lento per 2-3 ore. Se necessario schiumate il brodo.

Al termine della cottura aggiungete il prezzemolo o il coriandolo (radici e gambo), regolate di sale, profumate con il pepe e servite.

Cosce di pollo al cartoccio

Preparazione: 10 minuti
Cottura: 45 minuti

Per 2 persone

- 100 g di formaggio fresco magro
- 1 scalogno tritato
- 1 cucchiaio di prezzemolo fresco tritato
- 20 steli di erba cipollina tritati
- 2 cosce di pollo
- Sale e pepe q.b.

Preriscaldate il forno a 150 °C.

In una ciotola mescolate il formaggio con lo scalogno, il prezzemolo, l'erba cipollina, il sale e il pepe.

Eliminate la pelle dalle cosce di pollo, incidete la polpa nel punto più spesso con un coltello affilato praticando un taglio di 2 cm di lunghezza e 1,5 cm di profondità. Farcite le cosce con il composto di formaggio all'interno dell'incisione e spalmate la parte restante sulla superficie. Adagiate le cosce in due fogli di alluminio. Chiudete i cartocci e trasferiteli in una teglia a bordi alti, dopo aver versato un po' di acqua sul fondo. Infornate per 45 minuti.

FESA DI TACCHINO AL CARTOCCIO

Preparazione: 15 minuti
Cottura: 10-15 minuti

Per 4 persone
- 4 fettine di fesa di tacchino da 100 g l'una
- 1 cucchiaio di senape dolce
- 4 fettine di bresaola
- Erbe aromatiche (timo, rosmarino, maggiorana, salvia, basilico, alloro) a piacere

Preriscaldate il forno a 180 °C.

Eliminate il grasso, se presente, dalla fesa di tacchino e spalmate ogni fettina con 1 cucchiaio di senape. Adagiate la bresaola sopra a ogni fettina e profumate con le erbe aromatiche. Avvolgete ogni involtino in un foglio di carta d'alluminio e infornate per 10-15 minuti.

Galletto al limone in crosta di sale

Preparazione: 25 minuti
Cottura: 50 minuti
Tempo di riposo per la marinatura: 1 notte

Per 2 persone

- 1 mazzetto di erbe aromatiche (rosmarino, alloro, maggiorana, salvia, santoreggia eccetera)
- 2 limoni verdi
- 1 cipolla
- 1 galletto da 400-500 g
- 2 albumi
- 2 kg di sale grosso
- Sale e pepe q.b.

Iniziate la preparazione con un giorno di anticipo.

Versate in una terrina capiente 1 litro di acqua fredda e aggiungete il mazzetto di erbe aromatiche, il succo di mezzo limone, la cipolla sbucciata e affettata e il galletto. Coprite con pellicola da cucina e lasciate marinare in frigorifero per 1 notte.

Il giorno seguente scolate il galletto e farcitelo con gli aromi della marinata.

In una ciotola mescolate gli albumi con il sale grosso e rivestite completamente il galletto con questo composto. Adagiatelo in una teglia e infornate per 50 minuti a 210 °C.

Prima di servire, eliminate la crosta di sale con il dorso di un coltello, dividete il galletto a metà e irroratelo con il restante succo di limone.

Regolate di sale e aromatizzate con il pepe a piacere.

Pasticcio freddo di pollo

Preparazione: 15 minuti
Cottura: 5 minuti
Tempo di riposo: 2 ore

Per 3 persone
- 500 g di petto di pollo oppure di fesa di tacchino
- 2 cipolle tritate
- 5 cetriolini sottaceto tritati
- 100 ml di yogurt magro (allo 0% di grassi)
- 1 pizzico di pimento in polvere
- 1 pizzico di noce moscata
- Sale e pepe q.b.
- Qualche goccia di olio extravergine d'oliva per ungere la padella antiaderente

Rosolate a fuoco vivo i petti di pollo tagliati a cubetti per 5 minuti in una padella antiaderente leggermente oliata.

Trasferite i petti di pollo nel mixer, aggiungete gli altri ingredienti (incluso un pizzico di sale e di pepe) e frullate omogeneamente.

Mettete in una terrina, coprite con pellicola da cucina e lasciate riposare in frigorifero per 2 ore prima di servire.

Pollo al limone

Preparazione: 15 minuti
Cottura: 45 minuti

Per 2 persone
- 500 g di pollo
- 1 cipolla tritata
- 2 spicchi d'aglio

- 1/2 cucchiaino di zenzero fresco grattugiato
- Il succo e la scorza di 2 limoni
- 2 cucchiai di salsa di soia
- 1 mazzetto di erbe fresche a piacere (rosmarino, alloro, salvia, timo, maggiorana eccetera)
- 1 pizzico di cannella in polvere
- 1 pizzico di zenzero in polvere
- Sale e pepe q.b.

Tagliate il pollo a cubetti di medie dimensioni.

In un tegame antiaderente fate appassire la cipolla, l'aglio e lo zenzero per 3-4 minuti. Unite il pollo e rosolate, mescolando, per 2 minuti a fuoco vivo. Abbassate la fiamma e aggiungete il succo di limone, la salsa di soia e 150 ml di acqua tiepida, poi profumate con le erbe aromatiche, le spezie e la scorza dei limoni.

Regolate di sale e di pepe e cuocete a recipiente coperto per 45 minuti. Servite ben caldo.

Pollo al timo

Preparazione: 35 minuti
Cottura: 30-35 minuti

Per 4 persone

- 1 pollo ruspante
- 1 mazzetto di timo fresco
- 2 scalogni
- 3 vasetti di yogurt magro (allo 0% di grassi)
- 1/2 limone
- 1 mazzetto di prezzemolo fresco
- Qualche fogliolina di menta fresca
- 1 spicchio d'aglio
- Sale e pepe q.b.

Tagliate il pollo a piccoli pezzi e trasferitelo in una vaporiera (oppure in un cestello per la cottura a vapore sotto cui avrete posto un tegame pieno d'acqua), regolate di sale e pepe e portate l'acqua a ebollizione. Unite il timo e gli scalogni e cuocete per 30-35 minuti.

In una ciotola mescolate lo yogurt con il succo di mezzo limone, il prezzemolo tritato, le foglioline di menta e l'aglio finemente tritato. Regolate di sale e pepe e lasciate riposare la salsa ottenuta in frigorifero (dopo aver coperto la ciotola con pellicola da cucina) fino al momento di servire.

Versate la salsa allo yogurt sul pollo e portate in tavola.

Pollo all'indiana

Preparazione: 40 minuti
Cottura: 1 ora
Tempo di riposo per la marinatura: 24 ore

Per 4 persone

- 1 limone
- 1 radice di zenzero
- 3 spicchi d'aglio
- 1 pollo intero tagliato a pezzi
- 3 vasetti di yogurt magro (allo 0% di grassi)
- 1 cucchiaino di cannella in polvere
- 2 pizzichi di pepe di Cayenna
- 1 cucchiaino di semi di coriandolo
- 3 chiodi di garofano
- 10 foglioline di menta
- 2 cipolle
- 1 dado di pollo a basso apporto di grassi
- Sale e pepe q.b.

Ricavate la scorza dal limone tralasciando la parte bianca perché amara.

Sbucciate e grattugiate la radice di zenzero ottenendone 4 cucchiai. Tritate l'aglio.

In una capiente terrina amalgamate lo yogurt con lo zenzero, l'aglio, le spezie, la scorza del limone e le foglioline di menta, regolate di sale e pepe e immergetevi i pezzi di pollo. Coprite con pellicola da cucina e lasciate riposare in frigorifero per 24 ore.

Il giorno seguente, tritate o affettate finemente le cipolle, fatele appassire a fuoco dolce in una padella antiaderente con 1 cucchiaio di acqua, aggiungete i pezzi di pollo e la marinata e cuocete per circa 1 ora, bagnando con il brodo preparato con il dado di pollo.

Servite ben caldo.

Pollo allo yogurt

Preparazione: 15 minuti
Cottura: 1 ora e 30 minuti

Per 4 persone

- 1 pollo
- 120 g di cipolle tritate
- 2 vasetti di yogurt magro (allo 0% di grassi)
- 1/2 cucchiaino di zenzero in polvere
- 1/2 cucchiaino di paprika
- 2 cucchiaini di succo di limone
- 2 cucchiaini di curry
- La scorza di 1/2 limone
- Sale e pepe q.b.

Tagliate il pollo a piccoli pezzi, rimuovete la pelle e mettetelo in un tegame con fondo antiaderente.

Aggiungete gli altri ingredienti mescolati, coprite con un coperchio e cuocete a fuoco dolce per 1 ora e 30 minuti, bagnando con acqua tiepida se necessario.

Regolate di sale e pepe a piacere.

Togliete il coperchio prima del termine della cottura per far addensare la salsa.

Servite ben caldo.

Pollo allo zenzero

Preparazione: 20 minuti
Cottura: 1 ora

Per 4 persone

- 1 pollo
- 2 grosse cipolle
- 3 spicchi d'aglio
- Qualche chiodo di garofano
- 5 g di zenzero fresco
- Sale e pepe q.b.
- Qualche goccia di olio extravergine d'oliva per ungere la padella antiaderente

Tagliate il pollo in piccoli pezzi.

In una padella antiaderente leggermente oliata soffriggete a fuoco dolce le cipolle e l'aglio affettati finemente, aggiungete i pezzi di pollo e lasciate rosolare per qualche minuto.

Unite i chiodi di garofano e lo zenzero, mescolate e versate acqua fino a coprire il pollo.

Lasciate cuocere a fuoco dolce fino a quando l'acqua sarà evaporata.

Pollo esotico

Preparazione: 20 minuti
Cottura: 1 ora e 20 minuti

Per 4 persone

- 4 cosce di pollo
- 2 spicchi d'aglio
- 2 cipolle
- 3 vasetti di yogurt magro (allo 0% di grassi)
- 1 pizzico di 4 spezie in polvere a piacere (per esempio, curcuma, coriandolo, senape, paprika)
- 2 cucchiaini di curry
- 1 bastoncino di cannella
- 2 cucchiaini di cumino
- 10 semi di cardamomo
- 1 g di stigmi di zafferano
- 1 pizzico di pepe di Cayenna
- Qualche goccia di olio extravergine d'oliva per ungere la padella antiaderente

Rimuovete la pelle dalle cosce e rosolatele per alcuni minuti in una padella antiaderente leggermente oliata (e asciugata con un foglio di carta da cucina). Aggiungete l'aglio e la cipolla e lasciate dorare qualche minuto.

Amalgamate lo yogurt con le spezie, versate il composto sulle cosce di pollo, coprite con un coperchio e cuocete a fuoco basso per 50 minuti. Unite la cannella, il cumino, il cardamomo, lo zafferano e il pepe di Cayenna e cuocete ancora per 30 minuti.

Disponete le cosce di pollo su un piatto caldo. Filtrate la salsa e mettetela nel mixer per emulsionarla.

Servite il pollo con la salsa.

POLLO SALTATO IN PADELLA CON LIMONE E CAPPERI

Preparazione: 20 minuti
Cottura: 25 minuti

Per 4 persone

- 1 cipolla rossa tritata finemente
- 800 g di petto di pollo tagliato a striscioline
- La scorza di 1 limone
- 1 cucchiaio di capperi sotto sale, sciacquati e scolati
- 750 ml di succo di limone
- 5 foglioline di basilico tritate
- Sale e pepe q.b
- Qualche goccia di olio extravergine d'oliva per ungere la padella antiaderente

In una padella antiaderente leggermente oliata fate appassire a fuoco dolce la cipolla. Tenete da parte.

Nella stessa padella rosolate per 25 minuti le striscioline di pollo a fuoco medio. Aggiungete la cipolla, la scorza di limone, i capperi, il succo di limone, il basilico e un pizzico di sale e di pepe.

Servite ben caldo.

POLLO SALTATO IN PADELLA CON PEPERONCINI DOLCI

Preparazione: 35 minuti
Cottura: 6 minuti

Per 4 persone

- 4 fettine di pollo da 200 g l'una
- 6 piccole cipolle rosse (oppure scalogni)
- 3-6 peperoncini rossi dolci freschi
- 2-4 spicchi d'aglio

- 2 cucchiai di zenzero fresco grattugiato
- 1 stelo di citronella
- 150 ml di acqua
- Sale e pepe q.b.
- Qualche goccia di olio extravergine d'oliva per ungere la padella antiaderente

Tagliate le fettine di pollo a striscioline.

Affettate 1 cipolla e usatela per decorare i piatti.

Lavate e mondate i peperoncini dolci e sbucciate le cipolle rimanenti e gli spicchi d'aglio.

Mettete nel mixer i peperoncini, 1 cucchiaio di zenzero e la citronella e frullate. Tenete da parte. Sempre con il mixer frullate le cipolle, l'aglio e l'altro cucchiaio di zenzero.

In una padella antiaderente leggermente oliata (e asciugata con carta da cucina) rosolate a fuoco dolce il frullato di peperoncini per 1-2 minuti, aggiungete le striscioline di pollo, mescolate e lasciate insaporire. Bagnate con l'acqua e unite il frullato di cipolle e aglio, regolate di sale e pepe e cuocete a fuoco vivo per 5 minuti.

Servite il piatto caldo decorando con le rondelle di cipolla.

Pollo tandoori

Preparazione: 30 minuti
Cottura: 35 minuti
Tempo di riposo per la marinatura: 6 ore

Per 4 persone
- 4 cosce di pollo
- Il succo di 1 limone
- 4 cucchiai di salsa tandoori al curry
- 2 vasetti di yogurt magro (allo 0% di grassi)
- 1 spicchio d'aglio
- Sale e pepe q.b.

Rimuovete la pelle dalle cosce e separatele a livello dell'articolazione. Praticate alcune incisioni sulla polpa, trasferite le cosce in un piatto e irroratele con il succo di limone.

In una terrina capiente mescolate la salsa tandoori con lo yogurt e lo spicchio d'aglio schiacciato. Salate e pepate leggermente e versate la salsa sulle cosce di pollo. Coprite e lasciate marinare per circa 6 ore nel frigorifero, mescolando 2 o 3 volte.

Scolate le cosce dalla marinata e infornatele. Cuocetele sotto il grill per circa 35 minuti irrorandole 3-4 volte con la marinata

Polpette al limone

Preparazione: 20 minuti
Cottura: 20 minuti

Per 4 persone
- 200 g di macinato di pollo
- 200 g di macinato di tacchino
- 1 uovo
- 2 cucchiai di crusca d'avena
- Prezzemolo, aglio, maggiorana, timo
- La scorza grattugiata di 1 limone e qualche goccia di succo
- 1/2 dado magro di pollo
- 1 cucchiaio da tè di maizena
- Sale e pepe q.b.

Mettete in una ciotola le due carni macinate con l'uovo, la crusca d'avena, la scorza grattugiata del limone, sale, pepe e le altre spezie.

Mescolate bene fino a ottenere un impasto uniforme e cremoso. Formate delle polpette non molto grandi.

In un pentolino fate un brodo con circa 1 bicchiere e mezzo di acqua e 1/2 dado magro di pollo.

Preriscaldate una padella antiaderente e adagiatevi le polpettine, giratele e bagnatele con un po' di brodo, facendole cuocere prima a fuoco vivace e poi a fuoco un po' più basso. Man mano che il brodo si consuma, aggiungetene dell'altro, fino a che le polpettine risulteranno cotte (circa 15 minuti).

Togliete dalla padella le polpettine e mettetele in un piatto. Aggiungete al sugo di cottura rimasto 1 cucchiaio di maizena, fate sciogliere aggiungendo altro brodo e qualche goccia di limone, poi cuocete fino a che il sugo diventa una cremina fluida. Ripassateci le polpettine per 2 minuti e servite caldo

Quaglie ripiene

Tempo di preparazione: 20 minuti
Tempo di cottura: 30 minuti

Per 4 persone

- 4 quaglie
- 150 g di carne macinata magra
- 4 fette di prosciutto cotto magro
- 1 uovo
- Prezzemolo, aglio
- Sale e pepe q.b.

In una ciotola mettete la carne macinata, l'uovo, il sale, il pepe, il prezzemolo e l'aglio tritato finissimo.

Mescolate bene fino a ottenere un impasto morbido e uniforme.

Riempite con l'impasto le quaglie e chiudetele con uno stuzzicadenti. Avvolgete ogni quaglia con una fetta di prosciutto cotto, adagiatele su una teglia rivestita di carta da forno e cuocetele in forno preriscaldato a 200 °C per 30 minuti.

Rotolini di pollo al vapore

Preparazione: 10 minuti
Cottura: 15 minuti

Per 4 persone
- 4 fette di petto di pollo
- 4 fette di petto di tacchino al forno o bresaola di tacchino
- 2 cucchiai di formaggio fresco
- 2 cetriolini
- Prezzemolo
- 1 punta di senape (facoltativa)

Battete bene le fette di petto di pollo (devono essere abbastanza sottili). Su ognuna stendete il petto o la bresaola di tacchino. Arrotolate fino a creare degli involtini e avvolgeteli, separatamente, nella pellicola trasparente a mo' di caramella.

Cuocete i 4 rotolini al vapore per 10-15 minuti e lasciate raffreddare. Togliete la pellicola trasparente e tagliate i rotolini a rondelle.

Sistemateli su un piatto e conditeli con il formaggio insaporito con senape e prezzemolo.

Guarnite con i cetriolini.

Scaloppine di pollo (o tacchino) al curry e yogurt

Preparazione: 5 minuti
Cottura: 5 minuti
Tempo di riposo per la marinatura: 2 ore

Per 4 persone
- 2 vasetti di yogurt magro (allo 0% di grassi)
- 2-3 cucchiaini di curry in polvere

- 4 fette di petto di pollo, oppure di fesa di tacchino da 200 g l'una
- Sale e pepe q.b.

Preriscaldate la griglia o il barbecue.

Mescolate lo yogurt con il sale, il pepe e il curry.

Lasciate marinare le fettine di pollo con il composto di yogurt al curry per circa 2 ore.

Grigliate le fettine per 5 minuti immergendole per 1-2 volte nella marinata durante la cottura.

Servite le scaloppine calde.

Scaloppine di tacchino al cartoccio

Preparazione: 20 minuti
Cottura: 25 minuti

Per 4 persone

- 4 fettine di fesa di tacchino da circa 200 g l'una
- 100 g di formaggio fresco magro
- 1 cucchiaino di maizena
- 2 cucchiaini di senape dolce
- 2 cucchiaini di senape forte
- 2 cucchiaini di pepe rosa in grani
- 2 rametti di timo
- Sale q.b.
- Pepe nero (facoltativo)

Preriscaldate il forno a 180 °C.

Adagiate le scaloppine di tacchino su una teglia antiaderente e passatele al grill 1 minuto per parte. Trasferitele in un piatto.

In una ciotola mescolate il formaggio con la maizena, i due

tipi di senape, i grani di pepe rosa macinati, un pizzico di sale ed eventualmente pepe nero.

Tagliate 4 rettangoli di carta da forno da 20 x 30 cm. Adagiate le fettine di tacchino su ogni foglio, spalmate il composto di formaggio e senape, insaporite con il timo, chiudete i cartocci e infornate. Cuocete per 25 minuti e servite le scaloppine calde.

Soufflé di fegatini di pollo

Preparazione: 20 minuti
Cottura: 30 minuti

Per 2 persone
- 250 g di fegatini di pollo
- 1 spicchio d'aglio sbucciato
- 1 mazzetto di prezzemolo fresco
- 4 uova
- 500 ml di besciamella Dukan (*vedi* p. 329)
- Sale e pepe q.b.
- Qualche goccia di olio extravergine d'oliva per ungere la padella antiaderente

In una padella antiaderente leggermente oliata (e asciugata con carta da cucina) rosolate i fegatini e poi tritateli con aglio e prezzemolo. Separate gli albumi dai tuorli.

Preparate la besciamella Dukan.

Unite i tuorli con i fegatini e la besciamella e amalgamate omogeneamente.

Montate gli albumi a neve e incorporateli delicatamente al composto. Regolate di sale e pepe e versate in uno stampo.

Cuocete in forno per 30 minuti a 160-180 °C.

SPIEDINI DI POLLO ALLA SENAPE

Preparazione: 20 minuti
Cottura: 15 minuti
Tempo di riposo per la marinatura: 2 ore

Per 4 persone
- 4 petti di pollo (circa 800 g)
- 2 cucchiai di senape
- 1 cucchiaino di succo di limone
- 1/2 spicchio d'aglio tritato (facoltativo)
- 250 ml di acqua calda
- 1 dado da brodo di pollo a basso apporto di grassi
- 500 ml di latte scremato
- 1 cucchiaino di maizena

Tagliate i petti di pollo in grossi pezzi e metteteli in una terrina.

In una ciotola emulsionate la senape con il succo di limone, l'aglio e l'acqua calda in cui avrete stemperato il dado da brodo. Versate 3/4 della marinata sul pollo. Mescolate e mettete in frigorifero per circa 2 ore.

Infilate i bocconcini di pollo negli spiedini e cuoceteli sulla griglia per circa 15 minuti.

In una piccola casseruola versate la marinata rimasta e unite il latte, in cui avrete diluito la maizena. Lasciate addensare a fuoco dolce mescolando continuamente.

Servite gli spiedini con la salsa.

SPIEDINI DI POLLO ALLE SPEZIE

Preparazione: 30 minuti
Cottura: 10 minuti
Tempo di riposo per la marinatura: alcune ore o 1 notte

Per 5 persone

- 1 kg di petto di pollo
- 250 g di yogurt magro (allo 0% di grassi)
- 1 cucchiaino di pimento in polvere
- 1 cucchiaino di curcuma in polvere
- 1 cucchiaino di cumino in polvere, oppure di curry dolce
- 1 cucchiaino di coriandolo in polvere
- 1 cucchiaino di zenzero fresco tritato
- 1 spicchio d'aglio schiacciato

Intingete 25 spiedini di legno in acqua così che non brucino durante la cottura.

Sgrassate i petti di pollo e tagliateli a dadini.

Preparate la marinata amalgamando lo yogurt con le spezie.

Infilate i dadini di pollo negli spiedini, adagiateli in un piatto e irrorateli con la marinata. Coprite con pellicola da cucina e lasciate riposare in frigorifero per alcune ore, oppure per tutta la notte.

Grigliate gli spiedini per 8-10 minuti, finché saranno dorati.

SPIEDINI DI POLLO MARINATI

Preparazione: 30 minuti
Cottura: 10 minuti
Tempo di riposo per la marinatura: 1 notte

Per 4 persone

- 4 petti di pollo (circa 800 g)
- 4 spicchi d'aglio

- 2 limoni
- 1 cucchiaino di cumino in polvere, oppure 2 cucchiaini di aneto essiccato
- 1 cucchiaino di timo essiccato
- 1 peperone verde o rosso (a piacere)
- 8 cipollotti
- Sale e pepe q.b.

Iniziate la preparazione con un giorno di anticipo.

Tagliate i petti di pollo a pezzetti, trasferiteli in una terrina con l'aglio tritato, il succo dei limoni, il cumino (oppure l'aneto), il timo, un pizzico di sale e di pepe. Coprite con pellicola da cucina e lasciate marinare in frigorifero per 1 notte.

Lavate, mondate e tagliate il peperone a cubetti. Pulite e tagliate i cipollotti in 4 parti e preparate gli spiedini alternando il pollo alle verdure.

Cuocete alla griglia o passate al grill del forno per 5 minuti. Poi girate gli spiedini e cuocete per altri 5 minuti e, infine, servite.

TACCHINO AL LATTE

Preparazione: 20 minuti
Cottura: 50 minuti

Per 4 persone
- 5 spicchi d'aglio
- 1 kg di tacchino
- 1 pizzico di noce moscata
- 1 litro di latte scremato
- Sale e pepe q.b.

Preriscaldate il forno a 180 °C.

Sbucciate gli spicchi d'aglio ed eliminate il germoglio centrale. Salate e pepate il tacchino e aromatizzate con la noce moscata.

Adagiate il tacchino in un tegame antiaderente con gli spicchi d'aglio e versatevi sopra il latte. Cuocete dolcemente per 5 minuti sul fornello.

Trasferite in forno e cuocete per 50 minuti, girando il tacchino ogni 10 minuti. Trascorso il tempo di cottura, coprite il tegame e lasciate riposare per 10 minuti a forno spento.

Servite con il latte filtrato.

TERRINA DI «PROSCIUTTO»

Preparazione: 40 minuti
Senza cottura
Tempo di riposo: 2 ore

Per 8 persone

- 2 confezioni di gelatina (per piatti salati)
- 500 ml di acqua
- 1 mazzetto abbondante di prezzemolo fresco
- 200 g di «prosciutto» di pollo o di tacchino (o fesa di tacchino arrosto) tagliato a dadini

In una casseruola stemperate la gelatina nell'acqua tiepida e portate lentamente a ebollizione senza smettere di mescolare. Poco prima dell'ebollizione spegnete il fuoco e lasciate raffreddare.

Lavate e mondate il prezzemolo, tritatelo finemente e tenete da parte.

Versate uno strato sottile di gelatina in uno stampo da plumcake e mettete in congelatore per 3 minuti.

Mescolate la gelatina rimanente con il prezzemolo e i dadini di «prosciutto» di pollo (o tacchino).

Versate metà composto nello stampo e trasferite nel congelatore per 15 minuti.

Unite poi l'altra metà e lasciate riposare in frigorifero per 2 ore.

Prima di servire, immergete per 1-2 minuti il fondo dello stampo in acqua calda.

Terrina di volatili

Preparazione: 45 minuti
Cottura: 1 ora
Tempo di riposo: 2-3 ore

Per 8 persone

- 1 pollo da 1,5 kg circa
- 2 carote
- 2 pomodori
- 1 porro
- 1 cipolla
- 1 ciuffo di dragoncello
- 1 albume
- 1 cucchiaino di pepe rosa in grani
- Sale e pepe q.b.

Tagliate il pollo a piccoli pezzi.

Pulite le carote, il porro e la cipolla e mettete in un tegame con 1 litro di acqua. Portate a ebollizione. Aggiungete il pollo, regolate di sale e pepe, schiumate, coprite con un coperchio e cuocete a fuoco basso per circa 1 ora.

Prelevate il pollo, lasciatelo sgocciolare, spolpatelo e tritate finemente la polpa.

Tagliate i pomodori a dadini.

Prendete uno stampo da plumcake e alternate uno strato di

pollo, uno di pomodori e uno di dragoncello (tenete da parte alcuni dadini di pomodoro e qualche fogliolina di dragoncello).

Portate il brodo a ebollizione e riducetelo fino a 250 ml circa.

Montate l'albume a neve, amalgamatelo al brodo e bollite per 1 minuto. Lasciate intiepidire, filtrate il brodo e versate sulla terrina di pollo. Insaporite con i grani di pepe rosa e decorate con i dadini di pomodoro e le foglioline di dragoncello rimasti.

Dopo alcune ore, sformate la terrina in un piatto e refrigerate prima di servire.

Timballo di tacchino

Preparazione: 30 minuti
Cottura: 20 minuti

Per 2 persone

- 250 g di fettine di fesa di tacchino
- 3 cucchiai di formaggio a basso apporto di grassi
- 1 scalogno tritato
- 1 cucchiaio di prezzemolo tritato
- 1/2 spicchio d'aglio
- 1 limone
- Sale e pepe q.b.

Preriscaldate il forno a 180 °C.

Tagliate le fettine di tacchino a striscioline.

In una terrina mescolate il formaggio, lo scalogno, il prezzemolo tritato, l'aglio, un po' di succo di limone, sale e pepe.

Prendete uno stampo da plumcake con l'interno antiaderente e alternate uno strato di tacchino e uno con il composto di formaggio. Terminate con le striscioline di tacchino.

Cuocete in forno a bagnomaria per 20 minuti.

Sformate e servite caldo.

Torta salata di tacchino

Preparazione: 15 minuti
Cottura: 30 minuti

Per 4 persone

- 4 fettine di fesa di tacchino (oppure di petto di pollo) di circa 200 g l'una
- 1 cipolla affettata finemente
- 2 cucchiai di aromi e spezie a piacere (semi di cumino, erbe aromatiche, pepe, sale, paprika, zenzero)
- 6 uova
- 2 cucchiai di maizena (o amido di mais)

Preriscaldate il forno a 180 °C.

Mettete nel mixer la carne con la cipolla, le spezie e le erbe aromatiche; incorporate le uova e la maizena.

Trasferite il composto in uno stampo da plumcake rivestito con carta da forno, infornate e cuocete a bagnomaria per 20-30 minuti.

Carni

Antipasto di prosciutto

Preparazione: 15 minuti
Senza cottura

Per 4 persone
- 170 g di prosciutto sgrassato tritato
- 225 g di formaggio a basso apporto di grassi
- Qualche stelo di erba cipollina
- 4 scalogni tritati finemente con maggiorana o altra erba aromatica a piacere
- Alcune gocce di tabasco

In una terrina mescolate omogeneamente tutti gli ingredienti.
Distribuite l'impasto in 4 piccole ciotole e disponetele sopra un piattino decorativo.

Arrosto di vitello in salsa

Preparazione: 10 minuti
Cottura: 1 ora

Per 4 persone
- 1 kg di arrosto di vitello
- 1 spicchio d'aglio
- 1 scalogno
- 1 pomodoro
- 1 dado da brodo di carne a basso apporto di grassi
- 1 cucchiaio di origano, basilico e di erbe aromatiche miste
- Sale e pepe q.b.

Cospargete la superficie dell'arrosto con sale e pepe e mettetelo in un tegame con fondo antiaderente. Lasciate rosolare a fuoco vivo fino a quando si sarà formata uniformemente una crosticina, quindi abbassate la fiamma.

Tritate l'aglio e lo scalogno e tagliate a dadini il pomodoro. Tenete da parte.

Diluite il dado in 250 ml di acqua tiepida e versate il brodo ottenuto sull'arrosto. Aggiungete l'aglio e lo scalogno e le erbe aromatiche. Quando il sugo di cottura si sarà un po' ristretto, unite il pomodoro.

Servite l'arrosto con la salsa.

Coniglio al cartoccio

Preparazione: 15 minuti
Cottura: 20 minuti

Per 2 persone

- 2 fettine di pollo (oppure di tacchino) molto sottili
- 2 selle di coniglio
- Timo, alloro, santoreggia o rosmarino a piacere
- Sale e pepe q.b.
- Qualche goccia di olio extravergine d'oliva per ungere la padella antiaderente

In una padella antiaderente leggermente oliata (e asciugata con carta da cucina) cuocete a fuoco vivo per 1-2 minuti le fettine di pollo o di tacchino. Tagliate a metà le selle di coniglio e avvolgete ogni pezzo con mezza fettina di pollo.

Stendete due fogli di alluminio, adagiatevi gli involtini di sella di coniglio, profumate con le erbe aromatiche e regolate di sale e pepe.

Chiudete i cartocci e infornate per 20 minuti circa a 180 °C.

Coniglio in salsa piccante

Preparazione: 30 minuti
Cottura: 1 ora e 15 minuti

Per 4 persone

- 1 coniglio
- 1 scalogno tritato finemente
- 8 cucchiaini di formaggio a basso apporto di grassi
- 1 cucchiaio di senape bianca
- 1 cucchiaio di capperi
- Qualche cetriolino sottaceto affettato
- Sale e pepe q.b.
- Qualche goccia di olio extravergine d'oliva per ungere la padella antiaderente

In un tegame con fondo antiaderente leggermente oliato (e asciugato con carta da forno) rosolate il coniglio con lo scalogno. Regolate di sale e pepe e cuocete a recipiente coperto per circa 1 ora, bagnando con acqua tiepida se necessario.

Aggiungete il formaggio e proseguite la cottura per qualche minuto, facendo attenzione a non far bollire la salsa.

Nel frattempo distribuite la senape in 4 piatti, decorate con i capperi e i cetriolini e servite il coniglio con la salsa.

Costate di vitello con salsa di pomodoro

Preparazione: 15 minuti
Cottura: 50 minuti

Per 2 persone

- 500 g di salsa di pomodoro
- 150 g di carote grattugiate

- 150 g di sedano tritato
- 1 cucchiaino di basilico fresco tritato
- 2 costate di vitello
- Sale e pepe q.b.

Versate la salsa di pomodoro in una terrina, aggiungete le carote e il sedano, regolate di sale e pepe e mescolate.

Versate metà salsa in una teglia, adagiate le costate, coprite con l'altra metà della salsa e cuocete in forno a 140 °C per 40-50 minuti.

Profumate con il basilico e servite.

Fegato alla veneziana

Preparazione: 10 minuti
Cottura: 25 minuti

Per 2 persone
- 4 fettine di fegato
- 2 cipolle grandi
- 1 tazza di brodo
- Prezzemolo
- Sale e pepe q.b.

Pulite e affettate finemente le cipolle, mettetele in una pentola antiaderente e lasciatele cuocere coperte a fuoco lento bagnandole di tanto in tanto con un po' di brodo. Aggiungete sale e pepe. Dopo 15 minuti circa dovrebbero essere ben cotte. A questo punto aggiungete le fettine di fegato tagliate in parti non molto grandi. Cuocete senza coperchio a fuoco vivace per 7-8 minuti. Se si dovessero asciugare troppo aggiungete un po' di brodo.

Servite caldo con una spolverata di prezzemolo.

Hamburger alla Bismarck

Preparazione: 20 minuti
Cottura: 15 minuti

Per 2 persone

- 2 hg di carne macinata magra
- 2 fette di bresaola di tacchino
- 2 uova
- 1 cucchiaio di crusca d'avena
- Brodo magro
- Aglio, prezzemolo
- Foglie di insalata
- Sale e pepe q.b.

Mettete in una ciotola la carne macinata, l'uovo, la crusca, il prezzemolo, l'aglio tritato finissimo, il sale e il pepe. Mescolate bene fino a ottenere un impasto morbido e uniforme. Formate due hamburger.

In una padella antiaderente preriscaldata mettete le uova, salate, pepate e strapazzatele, facendole rapprendere leggermente (non devono cuocere molto). In un'altra padella antiaderente fate cuocere gli hamburger per circa 10 minuti rigirando spesso e sfumando con un po' di brodo per non farli bruciare. A cottura ultimata, sistemate sugli hamburger le fette di bresaola di tacchino e le uova strapazzate, coprite con un coperchio e proseguite la cottura per 2 minuti senza girare.

Adagiate gli hamburger su delle foglie di insalata abbastanza larghe e servite caldo.

In giornata di proteine e verdure servite con contorno di funghi trifolati.

Involtini di carne e prosciutto

Preparazione: 10 minuti
Cottura: 30 minuti

Per 4 persone
- 4 fette di carne di vitello
- 4 fette di prosciutto cotto magro
- 1/2 dado magro di carne
- 1 cipolla
- 1 cucchiaino da tè di maizena
- Sale e pepe q.b.

Battete bene le fette di carne e stendetevi le fettine di prosciutto cotto. Arrotolate e fermate con uno stuzzicadenti. Preparate un brodo con 1/2 dado magro di carne e 1 bicchiere d'acqua.

In una padella antiaderente preriscaldata mettete i funghi lavati e tagliati a fettine. Coprite con un coperchio e fate cuocere. Quando i funghi avranno espulso tutta l'acqua, scolateli.

In una padella antiaderente, sempre preriscaldata mettete la cipolla tagliata finemente, aggiungete sale e pepe e un po' di brodo; stufate lentamente la cipolla aggiungendo, al bisogno, altro brodo.

Aggiungete gli involtini, fateli insaporire, e cuoceteli rigirandoli spesso, sempre aggiungendo brodo al bisogno. Appena cotti, mettete gli involtini in un piatto. Fate sciogliere nel fondo di cottura la maizena con l'aggiunta di un altro po' di brodo. Fate addensare la salsina e ripassateci gli involtini e i funghi per 2 minuti.

Salate, pepate e servite caldo.

Involtini di prosciutto all'erba cipollina

Preparazione: 10 minuti
Senza cottura
Tempo di riposo: 30 minuti

Per 4 persone
- 1 spicchio d'aglio
- Erba cipollina q.b.
- 200 g di formaggio a basso apporto di grassi
- 8 fette di prosciutto sgrassato
- 8 foglie di insalata verde
- Prezzemolo per decorare

Tritate l'aglio e l'erba cipollina e amalgamateli al formaggio.

Spalmate il formaggio sulle fettine di prosciutto e arrotolate formando 8 involtini. Coprite con pellicola da cucina e mettete in frigorifero per 30 minuti.

Servite ciascun involtino su una foglia di insalata dopo aver decorato con il prezzemolo.

Manzo marinato in salsa di soia

Preparazione: 10 minuti
Cottura: 10 minuti
Tempo di riposo per la marinatura: 30 minuti

Per 2 persone
- 400 g di polpa di manzo
- 2 cucchiai di salsa di soia
- 1 cucchiaio di salsa di ostriche (facoltativo)
- 1 pezzo di zenzero fresco
- 3-4 spicchi d'aglio

- Alcune foglioline di coriandolo oppure di prezzemolo fresco
- Qualche goccia di olio extravergine d'oliva per ungere la padella antiaderente
- Pepe q.b.

Tagliate la carne a dadini di circa 1 cm e trasferitela in una terrina con la salsa di soia, la salsa di ostriche (facoltativa), lo zenzero grattugiato e un pizzico di pepe. Mescolate e lasciate marinare 30 minuti circa.

In una padella antiaderente leggermente oliata (e asciugata con carta da cucina) rosolate gli spicchi d'aglio schiacciati, aggiungete i dadini di manzo e lasciate insaporire a fuoco vivo per 10-15 secondi mescolando rapidamente (la carne non deve cuocere troppo).

Servite decorando con alcune foglioline di coriandolo oppure di prezzemolo.

POLPETTE DI MANZO ALLE ERBE

Preparazione: 30 minuti
Cottura: 5 minuti per parte

Per 3 persone
- 1 cipolla media
- 750 g di carne di manzo macinata
- 2 spicchi d'aglio
- 1 uovo
- 1-2 cucchiai di salsa di soia (facoltativo)
- 1 cucchiaio di salsa Worcester
- 2 cucchiai di aghi di rosmarino fresco
- 1-2 cucchiai di foglioline di menta fresca (o di basilico)
- 1 pizzico di sale
- Pepe q.b.

- Qualche goccia di olio extravergine d'oliva per ungere la padella antiaderente
- Salsa di pomodoro q.b. (*vedi* p. 297)

In una capiente terrina mescolate la cipolla tritata con la carne macinata, l'aglio schiacciato, l'uovo leggermente sbattuto, le salse e le erbe aromatiche tritate finemente.

Regolate di sale e pepe e formate alcune polpette delle dimensioni di una noce.

Cuocete a fuoco medio in una padella antiaderente leggermente oliata (e asciugata con carta da cucina) per 5 minuti per parte fino a quando la superficie si presenterà dorata.

Adagiate in un piatto sopra un foglio di carta da cucina.

Servite con salsa di pomodoro.

POLPETTE ORIENTALI

Preparazione: 20 minuti
Cottura: 20 minuti

Per 3 persone
- 500 g di carne magra tritata (vitello o manzo)
- 250-500 ml di acqua
- 3 cucchiai di salsa di soia
- 2 cucchiai di aceto di xeres
- 1/2 dado da brodo di carne magro
- 2 spicchi d'aglio affettati finemente
- 1/2 cucchiaino di zenzero fresco grattugiato
- 2 scalogni affettati
- 1 cucchiaino di maizena
- Sale e pepe q.b.
- Qualche goccia di olio extravergine d'oliva per ungere la padella antiaderente

Formate alcune polpette con la carne macinata. Doratele per circa 7 minuti a fuoco vivo in una padella antiaderente leggermente oliata (e asciugata con carta da cucina) e tenetele in caldo.

Nella stessa padella versate 250 ml di acqua e mescolatela al sugo lasciato dalla carne. Aggiungete la salsa di soia, l'aceto, 1/2 dado, l'aglio, lo zenzero e gli scalogni. Regolate di sale e pepe e amalgamate.

Unite la carne e cuocete irrorando con i restanti 250 ml di acqua per 10 minuti circa.

Adagiate le polpette in un piatto caldo. Addensate la salsa con la maizena e accompagnatela alle polpette.

Polpettone in cassetta

Preparazione: 20 minuti
Cottura: 40 minuti

Per 4 persone
- 400 g di carne macinata
- 3 uova (2 sode e 1 crudo)
- 1 cucchiaio di crusca d'avena
- 1 cucchiaio di crusca di grano
- 100 g di petto di pollo arrosto
- Trito di rosmarino, salvia, aglio e prezzemolo

Mettete in una ciotola la carne macinata con l'uovo crudo, 2 cucchiai di crusca e il trito di aromi.

Amalgamate bene tutti gli ingredienti fino a ottenere un impasto uniforme e cremoso e stendetelo su un foglio di carta da forno, formando un rettangolo alto 1 cm.

Stendetevi le fettine di arrosto di pollo e al centro 2 uova sode sgusciate. Arrotolate l'impasto aiutandovi con la carta e formate un grosso rotolo.

Foderate uno stampo da plumcake con carta da forno bagnata e ben strizzata e adagiatevi delicatamente il polpettone.

Cuocete in forno preriscaldato a 200° per 30-40 minuti controllando la cottura e girandolo una volta.

In giornate di proteine e verdure, servite con contorno di fagiolini e carote cotte al vapore condite con salsina allo yogurt 0%.

Saltimbocca

Preparazione: 15 minuti
Cottura: 20 minuti

Per 4 persone

- 4 fette di carne di vitello
- 4 fette di prosciutto cotto magro
- 1 cipolla
- 1 cucchiaino di aceto
- Sale, pepe e salvia

Battete bene le fette di carne e dividete a metà sia le fette di carne sia le fette di prosciutto cotto.

Componete 8 saltimbocca mettendo mezza fetta di carne, mezza fetta di prosciutto e una foglia di salvia e fermando con uno stuzzicadenti. Adagiate i saltimbocca in una padella antiaderente preriscaldata, fateli rosolare velocemente da tutti e due i lati e aggiungete meno di 1/2 bicchiere di acqua con 1 cucchiaio di aceto. Salate e pepate, cuocendo senza coperchio a fuoco vivace.

In giornate di proteine e verdure, servite con contorno di verdure cotte al vapore (zucchine, carote, fagiolini, finocchi, broccoli e cavolfiori) condite con salsina allo yogurt 0% e senape oppure con qualche goccia di limone.

Uova

Brodo di manzo ai tuorli

Preparazione: 10 minuti
Cottura: 10 minuti

Per 4 persone
- 8 tuorli
- 1,5 litri di brodo di manzo sgrassato
- Sale e pepe q.b.

Mettete i tuorli in una capiente terrina e sbatteteli con una frusta; unite 400 ml di brodo e amalgamate.

Passate al setaccio e trasferite in una casseruola. Cuocete a bagnomaria fino a quando il composto avrà raggiunto la consistenza di una crema densa. Lasciate raffreddare.

Tagliate l'impasto ottenuto a pezzi e distribuite in 4 ciotole.

Restringete il rimanente brodo di manzo a fuoco dolce, regolate di sale e pepe e versate nelle ciotole. Servite subito.

Cocottine di uova e salmone

Preparazione: 10 minuti
Cottura: 5 minuti

Per 6 persone
- 12 cucchiaini di formaggio a basso apporto di grassi
- Dragoncello (oppure cerfoglio) tritato a piacere
- 2 tranci di salmone affumicato
- 6 uova
- Sale e pepe q.b.

In ogni cocottina mettete 2 cucchiaini di formaggio, il dragoncello, il salmone tagliato a striscioline e l'uovo. Disponete i contenitori in una casseruola riempita d'acqua bollente e cuocete a bagnomaria per 3-5 minuti a recipiente coperto.

Si può sostituire il salmone con il prosciutto o la bresaola, o con altri alimenti proteici a piacere.

OMELETTE AL TOFU

Preparazione: 15 minuti
Cottura: 5 minuti

Per 4 persone
- 2 uova
- 2 cucchiai di salsa di soia
- 1 spicchio d'aglio affettato
- 1/2 cipolla tritata
- 400 g di tofu naturale tagliato a dadini
- 1/2 peperone verde tritato
- 1 cucchiaio di prezzemolo fresco tritato
- Pepe q.b.
- Qualche goccia di olio extravergine d'oliva per ungere la padella antiaderente

In una terrina sbattete le uova con la salsa di soia, l'aglio, la cipolla e un pizzico di pepe; aggiungete il tofu e il peperone e mescolate.

Cuocete l'omelette a fuoco dolce in una padella antiaderente leggermente oliata (e asciugata con carta da cucina).

Insaporite con il prezzemolo prima di servire.

Omelette al tonno

Preparazione: 10 minuti
Cottura: 10 minuti

Per 4 persone

- 2 filetti di acciughe
- 8 uova
- 200 g di tonno al naturale
- 1 cucchiaio di prezzemolo tritato
- Pepe q.b.
- Qualche goccia di olio extravergine d'oliva per ungere la padella antiaderente

Tagliate le acciughe a striscioline.

Sbattete le uova e aggiungete le acciughe e il tonno sbriciolato, insaporite con il prezzemolo e il pepe e mescolate.

Cuocete l'omelette in una padella antiaderente leggermente oliata (e asciugata con carta da cucina). Servite ben calda.

Piccoli flan alla polpa di granchio

Preparazione: 10 minuti
Cottura: 45 minuti

Per 5 persone

- 200 g di salmone affumicato tagliato a dadini
- 2 uova
- 1 cucchiaio di maizena
- 350 ml di latte
- 1 piccola confezione di polpa di granchio, sgocciolata
- La punta di un cucchiaino di pasta di acciughe o di altro pesce
- Sale e pepe q.b.

Distribuite i dadini di salmone in 5 cocottine.

In una terrina sbattete le uova con la maizena diluita nel latte tiepido, aggiungete la polpa di granchio e la pasta di acciughe, regolate di sale e pepe e amalgamate. Versate il composto sopra al salmone e cuocete in forno a bagnomaria per 45 minuti a 180 °C.

Quiche

Preparazione: 15 minuti
Cottura: 20 minuti

Per 2 persone

- 6 cucchiai di formaggio a basso apporto di grassi
- 3 uova sbattute
- 2 fette di «prosciutto» di pollo (oppure di tacchino) tagliate a pezzetti
- 1/2 cipolla tritata
- 1 pizzico di noce moscata, oppure 1 cucchiaino di aneto essiccato
- Sale e pepe q.b.

Mescolate tutti gli ingredienti, trasferite il composto in una teglia rivestita con carta da forno e infornate a 180 °C per 20 minuti circa.

Scodelline di uova, tonno e gamberetti

Preparazione: 10 minuti
Cottura: 5 minuti

Per 4 persone

- 4 uova
- 1 scatoletta di tonno al naturale

- 4 cucchiai di formaggio a basso apporto di grassi
- 8 gamberetti
- 4 cetriolini sottaceto

Rassodate le uova, fatele raffreddare in acqua fredda, sgusciatele e tagliatele a metà separando i tuorli dagli albumi.

Mettete in una ciotola tutti i tuorli, aggiungete il formaggio, il tonno ben sgocciolato, un po' di pepe e amalgamate fino a ottenere una crema liscia e uniforme.

Riempite delicatamente i bianchi dell'uovo con la crema al tonno, guarnite con i gamberetti e i cetriolini.

In giornate di proteine e verdure, potete servire adagiando ogni uovo su una foglia di radicchio rosso o di insalata cappuccina accompagnando con *crudités*: finocchi, carote, sedano, ravanelli, con salsina allo yogurt 0%.

Sformato al surimi

Preparazione: 10 minuti
Cottura: 30 minuti

Per 4 persone
- 300 g di surimi
- 8 uova
- 1 barattolo di salsa di pomodoro concentrata
- 3 cucchiai di formaggio a basso apporto di grassi
- Qualche fogliolina di prezzemolo
- Sale e pepe q.b.

Mescolate tutti gli ingredienti in una ciotola. Trasferite in una teglia e cuocete in forno a 160 °C per 30 minuti.

Lasciate raffreddare e servite.

SOUFFLÉ AL PROSCIUTTO

Preparazione: 15 minuti
Cottura: 45 minuti

Per 4 persone
- 200 ml di latte scremato
- 20 g di maizena
- 4 uova
- 400 g di formaggio a basso apporto di grassi
- 200 g di prosciutto cotto sgrassato
- 1 pizzico di noce moscata, oppure 1/2 cucchiaino di curry
- Sale e pepe q.b.

Preriscaldate il forno a 180 °C.

Stemperate la maizena nel latte.

Separate gli albumi dai tuorli e sbattete questi ultimi con il formaggio; aggiungete al latte e amalgamate.

Unite il prosciutto tagliato a striscioline, regolate di sale e pepe e aromatizzate con la noce moscata (oppure con il curry).

Montate gli albumi a neve e incorporateli delicatamente al composto. Versate in uno stampo con fondo antiaderente e cuocete in forno per 45 minuti.

TERRINA DI UOVA E SALMONE

Preparazione: 30 minuti
Cottura: 10 minuti
Tempo di riposo (in frigorifero): 24 ore

Per 8-10 persone
- 10 uova
- 4 fette (abbastanza spesse) di salmone affumicato

- 2-3 cucchiai di erbe aromatiche tritate (prezzemolo, erba cipollina, dragoncello)
- 300 g di gelatina pronta
- Maionese Dukan*

Iniziate la preparazione il giorno precedente.

Cuocete le uova per 10 minuti in acqua bollente.

Lasciate raffreddare e sminuzzatele con un coltello; mescolate poi con metà delle erbe aromatiche.

Distribuite le uova in una terrina e alternate con le fette di salmone. Sciogliete la gelatina e versatela sull'ultimo strato di uova.

Lasciate riposare in frigorifero per 24 ore.

Prima di servire, amalgamate la maionese con le restanti erbe aromatiche.

* Si ottiene mescolando in una ciotola 1 tuorlo con sale e pepe e 1 cucchiaio di aceto, e stemperando lentamente per amalgamare il composto. Aggiungete poi, sempre mescolando, qualche goccia di olio di vaselina. Quando la salsa inizia ad addensarsi, se necessario, regolate il condimento.

UOVA FARCITE ALLE SARDINE

Preparazione: 15 minuti
Senza cottura

Per 4 persone

- 4 uova sode
- 1 confezione di sgombri al naturale
- 1 formaggino cremoso tipo petit suisse a basso apporto di grassi
- Senape a piacere
- Sale e pepe q.b.

Tagliate le uova a metà in senso longitudinale.

Mettete i tuorli in una terrina e tenete da parte gli albumi.

Aggiungete ai tuorli i filetti di sgombro ben sgocciolati, il formaggio, la senape, un pizzico di sale e di pepe e amalgamate omogeneamente.

Riempite gli albumi e accoppiateli nuovamente.

Refrigerate alcuni minuti prima di servire.

UOVA SODE AL CURRY

Preparazione: 10 minuti
Cottura: 10 minuti

Per 1 persona
- 1/2 cipolla
- 8 cucchiai di latte scremato
- 1 pizzico di maizena
- 1 cucchiaino di curry in polvere
- 2 uova sode
- Sale e pepe q.b.

In una padella antiaderente cuocete a fuoco medio la cipolla tritata con 4 cucchiai di latte scremato. Aggiungete la maizena e il latte rimanente, mescolate energicamente, regolate di sale e pepe e insaporite con il curry.

Affettate le uova e disponetele in un piatto. Irroratele con la salsa e servite.

Uova strapazzate al salmone affumicato

Preparazione: 10 minuti
Cottura: 10 minuti

Per 4 persone

- 100 g di salmone affumicato
- 8 uova
- 80 ml di latte scremato
- 1 cucchiaio di formaggio a basso apporto di grassi
- 4 fili di erba cipollina
- Sale e pepe q.b.

Tagliate il salmone a striscioline sottili.

Sbattete le uova, regolate di sale e pepe e tenete da parte.

In una padella antiaderente versate il latte e scaldate; aggiungete le uova e strapazzate con una spatola.

A fuoco spento unite il salmone e il formaggio e amalgamate. Distribuite nei piatti, decorate con l'erba cipollina e servite.

Uova strapazzate alla noce moscata

Preparazione: 10 minuti
Cottura: 10 minuti

Per 2 persone

- 4 uova
- 120 ml di latte scremato
- 1 pizzico di noce moscata
- 1 cucchiaio di prezzemolo tritato (oppure di erba cipollina)
- Sale e pepe q.b.

Sbattete le uova, unite il latte, regolate di sale e pepe e profumate con la noce moscata.

Trasferite in un tegame e cuocete a bagnomaria. Servite dopo aver decorato con il prezzemolo oppure con l'erba cipollina.

Uova strapazzate con polpa di granchio

Preparazione: 10 minuti
Cottura: 10 minuti

Per 4 persone
- 6 uova (di medie dimensioni)
- 2 cucchiai di nuoc mam (salsa di pesce vietnamita, reperibile nei negozi di alimenti asiatici)
- 100 g di polpa di granchio
- 2 scalogni medi

Sbattete le uova con la salsa di pesce.

Sgocciolate la polpa di granchio e tritate gli scalogni. Fateli appassire in una padella antiaderente per circa 1 minuto, aggiungete le uova e fate cuocere a recipiente coperto.

In un'altra padella antiaderente dorate la polpa di granchio e poi aggiungetela alle uova. Cuocete per 3-5 minuti. Servite il piatto caldo.

Pesce e frutti di mare

ALI DI RAZZA ALLE ERBE AROMATICHE

Preparazione: 25 minuti
Cottura: 5 minuti

Per 2 persone
- 1 ala di razza abbastanza spessa
- 70 ml di aceto
- 1 mazzetto di erbe aromatiche a piacere
- Sale e pepe q.b.

Per la salsa:
- 1 limone diviso a metà (una per il succo, l'altra per la decorazione)
- 1 cucchiaio di erbe aromatiche tritate
- Sale e pepe q.b.

Versate in una pentola a pressione due bicchieri di acqua e aceto. Lavate l'ala di razza e disponetela nel cestello della pentola con le erbe aromatiche e un pizzico di sale e pepe. Cuocete per 5 minuti a partire dal fischio.

Eliminate le erbe aromatiche, la pelle e la lisca del pesce e adagiate i filetti in un piatto caldo.

Emulsionate il succo di limone con le erbe aromatiche tritate e un pizzico di sale e pepe.

Versate la salsa sui filetti di pesce, decorate con fettine di limone e servite.

Alici marinate

Preparazione: 15 minuti
Senza cottura
Tempo di marinatura (in frigorifero): alcune ore

Per 2 persone
- 500 g di alici fresche
- Aceto o succo di limone
- Prezzemolo e origano
- Pepe o peperoncino

Togliete testa e lisca alle alici, lavatele e scolatele bene tamponandole con carta da cucina.

Adagiatele aperte in un contenitore stretto e alto. Fate un primo strato e ricopritele con aceto o succo di limone, proseguendo così fino a terminare il pesce e facendo attenzione che tutte le alici siano completamente ricoperte di aceto o limone. Chiudete il contenitore e lasciate macerare per alcune ore, anche una mezza giornata, fino a che non diventeranno di colore chiaro: tenete conto che si dovranno cuocere (marinare) nell'aceto (o nel succo di limone).

Scolatele, conditele con un trito di prezzemolo, aglio, pepe o peperoncino e origano.

Calamari alla provenzale

Preparazione: 20 minuti
Cottura: 55 minuti

Per 4 persone
- 1-2 cipolle affettate finemente
- 2 scatole di pelati

- 1 peperone
- 2-3 spicchi d'aglio sbucciati e affettati
- 1 mazzetto di erbe aromatiche a piacere
- 1 peperoncino fresco
- 600 g di calamari
- Sale e pepe q.b.
- Qualche goccia di olio extravergine d'oliva per ungere la padella antiaderente

In una padella antiaderente leggermente oliata (e asciugata con carta da cucina) rosolate le cipolle a fuoco medio.

Nel frattempo tagliate a dadini i pelati e il peperone e aggiungeteli alle cipolle insieme con l'aglio, le erbe aromatiche e il peperoncino schiacciato; regolate di sale e pepe e cuocete a fuoco dolce per 10 minuti a recipiente coperto.

Lavate e pulite i calamari, tagliateli ad anelli e uniteli agli altri ingredienti.

Proseguite la cottura per 45 minuti a recipiente coperto.

Capesante con salsa al formaggio

Preparazione: 15 minuti
Cottura: 15 minuti

Per 2 persone
- 4 cucchiaini di formaggio a basso apporto di grassi
- 2 scalogni
- 6-8 capesante senza conchiglia
- 200 g di acetosella oppure di spinaci novelli
- Sale e pepe q.b.
- Qualche goccia di olio extravergine d'oliva per ungere la padella antiaderente

In una padella antiaderente leggermente oliata (e asciugata con carta da cucina) fate soffriggere gli scalogni affettati, unite il formaggio e lasciate insaporire. Aggiungete le capesante e cuocete alcuni minuti. Tenete in caldo.

Pulite l'acetosella (oppure gli spinaci) e cuocete a vapore per 10 minuti circa. Fate scolare su carta da cucina e distribuite in 2 piatti.

Adagiatevi le capesante e irrorate con la salsa al formaggio.

Carpaccio di tonnetto

Preparazione: 15 minuti
Senza cottura

Per 1-2 persone

- 300 g di tonnetto
- 1 cucchiaio di salsa di soia
- 1 cucchiaio di succo di limone
- 1 cucchiaio di olio di vaselina
- 1 cucchiaino di dragoncello essiccato
- Qualche goccia di tabasco
- 1 cucchiaio di erbe aromatiche tritate a piacere
- Sale q.b.

Congelate il pesce per poterlo tagliare a fettine molto sottili (utilizzate se possibile l'affettatrice). In una terrina amalgamate la salsa di soia con il succo di limone, l'olio di vaselina, il dragoncello, il tabasco, le erbe aromatiche e un pizzico di sale. Adagiate le fettine di pesce nel piatto da portata, irrorate con la marinata e servite decorando con alcune fettine di limone.

Coppette di gamberetti all'aneto

Preparazione: 10 minuti
Senza cottura

Per 2 persone
- 5 rametti di aneto fresco
- 6 cucchiai di maionese Dukan (*vedi* p. 87)
- 250 g di gamberetti sgusciati
- 2 pizzichi di paprika
- Pepe q.b.

Lavate e tritate l'aneto, quindi amalgamatelo con la maionese.

Tritate grossolanamente i gamberetti e uniteli alla maionese; aromatizzate con la paprika e il pepe, mescolate e distribuire in 2 coppette.

Servite subito.

Coppette di sgombri

Preparazione: 20 minuti
Cottura: 20 minuti

Per 4 persone
- Brodo di pesce q.b.
- 2 limoni
- 1 kg di sgombri
- 5 cucchiai di senape al pepe verde o al dragoncello (oppure senape dolce)
- Prezzemolo (o erba cipollina) a piacere
- Sale marino integrale q.b.

Pulite gli sgombri e metteteli in un tegame con il brodo di pesce freddo e un pizzico di sale marino integrale. Portate a ebollizione a fuoco vivo; abbassate la fiamma e cuocete a recipiente coperto per 5 minuti.

Prelevate gli sgombri, sfilettateli, sminuzzateli e mescolateli con la senape diluita con il succo dei limoni e il prezzemolo (o l'erba cipollina) tritato finemente.

Distribuite in 4 coppette, decorate con spicchi di limone e foglioline di prezzemolo fresco e servite.

Cuori di salmone

Preparazione: 10 minuti
Cottura: 45 minuti

Per 3 persone

- 420 g di nasello (o merluzzo)
- 3 uova
- 100 g di formaggio fresco a basso apporto di grassi
- 10 g di maizena
- 100 ml di acqua
- 140 g di filetti di salmone
- Sale e pepe q.b.

Preriscaldate il forno a 160-180 °C.

Mettete nel mixer il nasello, le uova, il formaggio e la maizena stemperata nell'acqua. Regolate di sale e pepe e frullate.

Versate metà del composto in uno stampo da plumcake (lungo 22 cm), adagiate i filetti di salmone, ricoprite con l'altra metà del composto e infornate per 45 minuti.

FILETTI DI MERLUZZO CON SCALOGNI E SENAPE

Preparazione: 20 minuti
Cottura: 15 minuti

Per 2 persone
- 4 scalogni
- 50 g di formaggio fresco a basso apporto di grassi
- 1 cucchiaio di senape dolce
- 2 cucchiai di succo di limone
- 400 g di filetti di merluzzo
- Sale e pepe q.b.

Preriscaldate il forno a 180 °C.

Mettete gli scalogni tritati in una padella antiaderente con 1 cucchiaio di acqua e cuocete a fuoco dolce. Amalgamate il formaggio con la senape e il succo di limone. Distribuite gli scalogni sul fondo di una teglia, adagiatevi i filetti di merluzzo, regolate di sale e pepe e coprite con la salsa al formaggio. Infornate per 15 minuti.

FILETTI DI MERLUZZO GIALLO ALL'INDIANA

Preparazione: 20 minuti
Cottura: 7 minuti

Per 2 persone
- Brodo di pesce sgrassato q.b.
- 300 g di filetti di merluzzo giallo
- 1 cipolla media
- 1 tuorlo
- 1/2 cucchiaino di curry in polvere
- 1 pizzico di zafferano in polvere

- 1 cucchiaio di prezzemolo fresco tritato
- Sale e pepe q.b.
- Qualche goccia di olio extravergine d'oliva per ungere la padella antiaderente

Portate a ebollizione 250 ml di brodo di pesce, unite i filetti di merluzzo e fate cuocere per 5 minuti circa. Tenete in caldo.

Soffriggete la cipolla affettata in una padella antiaderente leggermente oliata (e asciugata con carta da cucina), bagnate con il brodo di pesce e cuocete per 2 minuti. Aggiungete il tuorlo, regolate di sale e pepe e insaporite con il curry e lo zafferano, mescolate e spegnete il fuoco.

Adagiate i filetti nei piatti, unite la salsa e aromatizzate con il prezzemolo.

Filetti di ombrina al vapore con menta e cannella

Preparazione: 10 minuti
Cottura: 10 minuti

Per 4 persone
- 3 mazzetti di menta fresca
- 1/2 cucchiaino di cannella in polvere
- 2 bastoncini di cannella
- 4 filetti di ombrina (con la pelle)
- 10 g di sale grosso
- 1/2 limone
- Sale e pepe q.b.

Versate l'acqua nel fondo di una vaporiera o di un tegame su cui adagerete un cestello, unite il sale grosso e insaporite con la menta (tenete da parte alcune foglioline per la decorazione) e la cannella in polvere. Mettete nel cestello i filetti di ombrina e fate cuocere per 10 minuti.

Adagiate il pesce nel piatto da portata, irrorate con il succo di limone, regolate di sale e pepe e decorate con le foglioline di menta e i bastoncini di cannella.

Filetti di orata al cartoccio

Preparazione: 15 minuti
Cottura: 10 minuti

Per 1 persona
- 150 g di filetti di orata
- 1 pizzico di zafferano in polvere
- 100 g di formaggio fresco a basso apporto di grassi
- Sale e pepe q.b.

Bagnate un foglio di carta da forno e strizzatelo, adagiatevi i filetti di orata, regolate di sale e pepe e coprite con il formaggio insaporito con lo zafferano.

Chiudete il cartoccio e cuocete in forno a 200 °C per 10 minuti circa.

Filetti di sgombro saporiti

Preparazione: 5 minuti
Cottura: 10 minuti

Per 2 persone
- 2 sgombri
- 2 cucchiai di aceto
- 1 yogurt magro

- 3 cetriolini sottaceto
- Aglio, prezzemolo,origano
- 1 limone
- Sale q.b.

Pulite e lavate bene gli sgombri e metteteli in una pentola coperti di acqua con un po' di sale, 2 cucchiai di aceto e uno spicchio d'aglio; fateli cuocere. A cottura terminata, scolateli e fateli raffreddare. Spinateli, tagliateli in filetti e adagiateli su un piatto.

Nel mixer versate uno yogurt magro 0%, aglio, prezzemolo, origano e i cetriolini; frullate e versate la salsa sul pesce guarnendo il piatto con spicchi di limone e foglie di prezzemolo

Potete usare altri tipi di pesce, come merluzzo, trota, cefalo, salmone eccetera.

Filetti di sogliola all'acetosella

Preparazione: 20 minuti
Cottura: 4 minuti
Tempo di riposo per la marinatura: 2 ore

Per 2 persone
- 4 filetti di sogliola
- 2 limoni spremuti
- 10 foglie di acetosella, oppure di spinaci novelli
- Sale e pepe q.b.

Marinate i filetti di sogliola per 2 ore nel succo di limone con l'acetosella tritata.

Cuoceteli in una padella antiaderente. Regolate di sale e pepe e adagiateli nei piatti.

Irrorate con la marinata e servite.

Filetti di sogliola con pomodoro e basilico

Preparazione: 10 minuti
Cottura: 2 minuti

Per 1 persona
- 200 g di filetti di sogliola
- 1 pomodoro fresco
- 1 spicchio d'aglio tritato
- Alcuni capperi
- 4 foglioline di basilico fresco

Adagiate i filetti di sogliola in un tegame per microonde (se non disponete del microonde, cuocete i filetti di sogliola al cartoccio in forno per 10-15 minuti a 180 °C). In una terrina mescolate il pomodoro tagliato a dadini con l'aglio e i capperi e distribuite sul pesce. Fate cuocere a recipiente coperto per 2 minuti.

Decorate con le foglioline di basilico e servite.

Filetto di salmone saporito

Preparazione: 2 minuti
Cottura: 6 minuti

Per 1 persona
- 1 filetto di salmone
- Spezie a piacere
- Erbe aromatiche
- Yogurt naturale magro (allo 0% di grassi)
- Sale q.b.

Lavate bene il filetto di salmone. Su un foglio di carta da forno cospargete le spezie a piacere (zenzero, prezzemolo, origano, rosmarino...).

Adagiate il salmone sulle spezie e ripetete l'operazione sul lato pulito del pesce. Salate e chiudete il cartoccio. Se il pesce è fresco cuocete in microonde a temperatura massima per 6 minuti, se invece è congelato cuocete per 7-8 minuti (naturalmente dipende anche dalla grandezza del filetto).

Involtini di salmone affumicato

Preparazione: 5 minuti
Senza cottura

Per 2 persone

- 300 g di formaggio fresco a basso apporto di grassi
- 2 formaggini cremosi tipo petit suisse a basso apporto di grassi, oppure 250 g di ricotta fresca magra
- 1 piccolo vasetto di uova di salmone oppure di lombo
- 4 fette di salmone affumicato
- 4 steli di erba cipollina
- Sale e pepe q.b.

Amalgamate i due tipi di formaggio, incorporate delicatamente le uova di salmone, un pizzico di sale e di pepe e distribuite il composto sulle 4 fette di salmone. Arrotolate le fette e chiudete con uno stelo di erba cipollina. Conservate al fresco fino al momento di servire.

Decorate con qualche uovo di salmone e portate in tavola.

Accompagnate con i blinis Dukan: amalgamate 2 uova, 3 cucchiai di formaggio, 3 cucchiai di crusca d'avena, sale e pepe fino a ottenere un composto omogeneo; scaldate una pentola antiaderente e versatevi 1 cucchiaio di composto alla volta in modo che si formi una focaccina.

Merluzzo al curry

Preparazione: 20 minuti
Cottura: 30 minuti

Per 4 persone
- 700 g di merluzzo
- 1 cipolla
- 3 spicchi d'aglio
- 4 peperoncini secchi
- 4 peperoncini giamaicani
- 1 cucchiaino di semi di coriandolo
- 1 cucchiaino di curcuma in polvere
- 1 cucchiaino di cumino oppure di finocchio in polvere
- 500 g di pomodori
- 4 cucchiai di acqua
- 3 cucchiai di succo di limone
- Sale e pepe q.b.
- Qualche goccia di olio extravergine d'oliva per ungere la padella antiaderente

Pulite il merluzzo, adagiate i filetti in un piatto e mettete da parte.

Tritate la cipolla, schiacciate gli spicchi d'aglio, affettate i peperoncini e rosolate in una padella antiaderente leggermente oliata (e asciugata con carta da cucina).

Aggiungete le spezie e cuocete per 5 minuti. Unite i pomodori sbucciati e tagliati a dadini e il succo di limone. Portate a ebollizione a fuoco vivo, poi abbassate la fiamma e cuocete a recipiente coperto per 15 minuti.

Unite i filetti di pesce, regolate di sale e pepe e cuocete a fuoco dolce per 10 minuti. Servite ben caldo.

Merluzzo alle erbe aromatiche

Preparazione: 20 minuti
Cottura: 15 minuti

Per 4 persone
- 1 scalogno
- 1 cipolla
- 1 mazzetto di erbe aromatiche a piacere
- 4 piccoli peperoncini
- 1 peperone rosso
- 600 g di filetti di merluzzo
- 1 limone
- Sale e pepe q.b.

Preriscaldate il forno a 200 °C.

Tritate finemente lo scalogno e la cipolla e mescolateli alle erbe aromatiche sminuzzate.

Prelevate la scorza del limone e spremete il succo. Tagliate i peperoncini a metà. Pulite e tagliare in quarti il peperone.

Prendete 4 fogli di alluminio (o di carta da forno bagnati e strizzati) e adagiatevi i filetti di merluzzo. Distribuite sui filetti il composto di cipolla, scalogno ed erbe aromatiche, la scorza del limone, i peperoncini e il peperone, regolate di sale e pepe e irrorate con il succo del limone.

Chiudete i cartocci e infornate per 15 minuti.

Merluzzo giallo con i capperi

Preparazione: 25 minuti
Cottura: 10 minuti

Per 2 persone

- 4 tranci di merluzzo giallo
- 1 foglia d'alloro
- 1 vasetto di yogurt magro (allo 0% di grassi)
- 1 tuorlo
- 2 cucchiai di succo di limone
- 2 cucchiai di capperi
- 1 cucchiaio di prezzemolo fresco tritato finemente
- 1 cucchiaio di erba cipollina tritata finemente
- 3 grani di pepe
- Sale q.b.

Adagiate i filetti di pesce in una casseruola, unite l'alloro, il pepe e un pizzico di sale, coprite con acqua fredda e fate cuocere a fuoco dolce per 10 minuti circa.

Versate lo yogurt in un tegame e cuocete a fuoco dolce.

In una ciotola amalgamate il tuorlo e il succo di limone e aggiungetelo allo yogurt mescolando. Unite i capperi, il prezzemolo e l'erba cipollina.

Sgocciolate il pesce e adagiatelo nel piatto da portata.

Irrorate con la salsa allo yogurt e servite.

Mousse di capesante

Preparazione: 15 minuti
Cottura: 15 minuti

Per 4 persone
- 8 capesante (senza conchiglia)
- 200 g di formaggio fresco a basso apporto di grassi
- 2 uova
- Sale e pepe q.b.

Tritate le capesante, unitele al formaggio e ai tuorli, regolate di sale e pepe e amalgamate.

Montate gli albumi a neve e incorporateli delicatamente al composto. Distribuite in 4 cocottine e cuocete a vapore per 15 minuti. Servite la mousse con una salsa cremosa al limone.

Omelette ai frutti di mare

Preparazione: 20 minuti
Cottura: 30 minuti

Per 2 persone
- 2 uova
- 250 ml di latte scremato
- 250 g di gamberetti
- 1 confezione di polpa di granchio
- 250 g di cozze (senza conchiglia)
- Sale e pepe q.b.

Sbattete le uova con il latte, aggiungete i gamberetti, la polpa di granchio e le cozze, regolate di sale e pepe e trasferite in un piccolo recipiente da forno.

Cuocete in forno a bagnomaria a 160-180 °C per 30 minuti.

Orata al cartoccio con cipolla e prezzemolo

Preparazione: 20 minuti
Cottura: 15 minuti

Per 1 persona

- 1 cipolla
- 2 filetti di orata
- 1 cucchiaio di prezzemolo tritato
- Sale e pepe q.b.
- Qualche goccia di olio extravergine d'oliva per ungere la padella antiaderente

In una padella antiaderente leggermente oliata e asciugata con carta da cucina soffriggete a fuoco dolce la cipolla tritata.

Preriscaldate il forno a 180 °C.

Bagnate un foglio di carta da forno e strizzatelo. Adagiatevi la cipolla e i filetti di orata, profumate con il prezzemolo e regolate di sale e pepe.

Chiudete il cartoccio e infornate per 15 minuti circa.

Orata in crosta di sale

Preparazione: 10 minuti
Cottura: 1 ora e 30 minuti

Per 4 persone

- 1 orata di circa 1-1,5 kg
- 5 kg di sale grosso

Pulite l'orata.

Preriscaldate il forno a 220 °C.

Prendete una teglia a bordi alti, rivestitela di alluminio e fate uno strato di sale grosso di circa 3 cm. Adagiatevi l'orata e copritela totalmente con il resto del sale. Cuocete in forno per 1 ora. Diminuite la temperatura a 180 °C e cuocete ancora per 30 minuti.

Rimuovete la crosta di sale, sfilettate l'orata e servite subito.

Plumcake di gamberetti

Preparazione: 10 minuti
Cottura: 30 minuti

Per 2 persone
- 4 uova
- 500 g di formaggio fresco a basso apporto di grassi
- 300 g di gamberetti sgusciati
- Sale e pepe q.b.

Sbattete le uova, unite il formaggio e amalgamate, aggiungete i gamberetti e mescolate.

Regolate di sale e pepe e versate il composto in uno stampo da plumcake.

Cuocete in forno a 160-180 °C per 30 minuti.

Plumcake di pesce

Preparazione: 10 minuti
Cottura: 45 minuti

Per 1 persona
- 3 uova
- 6 cucchiai di ricotta fresca magra ben sgocciolata
- 1 cucchiaio di maizena

- Aglio, prezzemolo, erba cipollina a piacere
- 1 filetto di pesce (per esempio circa 150 g di merluzzo)
- 3 bastoncini di surimi
- Sale e pepe q.b.

Separate i tuorli e gli albumi.

Montate gli albumi a neve e incorporateli delicatamente ai tuorli, unite la ricotta, la maizena, l'aglio, il prezzemolo e l'erba cipollina tritati.

Tagliate a striscioline il filetto di pesce e il surimi a rondelle e aggiungeteli al composto di ricotta e uova. Regolate di sale e pepe e trasferitelo in uno stampo da plumcake.

Cuocetelo in forno per 45 minuti a 130 °C.

Rondelle di salmone affumicato

Preparazione: 10 minuti
Cottura: 4 minuti per ogni omelette
Tempo di riposo (in frigorifero): 3 ore

Per 3 persone
- 3 uova
- 3 cucchiai di acqua
- 3 cucchiaini di maizena
- 250 g di formaggio fresco a basso apporto di grassi
- 2 cucchiai di erba cipollina tritata
- 1 cucchiaio di zenzero fresco grattugiato
- 100 g di salmone affumicato tritato
- Foglioline di prezzemolo fresco per decorare
- Pepe q.b.

Sbattete un uovo con 1 cucchiaio di acqua e 1 cucchiaino di maizena e preparate una omelette sottile.

Fate lo stesso con le altre uova, l'acqua e la maizena e ottenete altre 2 omelette sottili.

Spalmate il formaggio sulle 3 omelette, distribuite l'erba cipollina, lo zenzero, il salmone e un pizzico di pepe. Arrotolate ogni omelette e avvolgete ognuna nella pellicola da cucina.

Lasciate raffreddare in frigorifero per 3 ore.

Affettate le omelette e servitele dopo aver decorato con le foglioline di prezzemolo.

Salmone saporito

Preparazione: 30 minuti
Cottura: 40 minuti
Tempo di marinatura *(in frigorifero)*: alcune ore

Per 6 persone

- 1 salmone di circa 1,5 kg
- 1 mazzetto di prezzemolo fresco
- 1 mazzetto di coriandolo fresco
- 1/2 peperoncino fresco
- 5 steli di lemongrass
- 2 mazzetti di cipollotti
- 4 spicchi d'aglio
- 1 limone
- 1 cucchiaino di cumino oppure di finocchio (in semi o in polvere)
- 1 cucchiaino di zenzero fresco grattugiato
- 100 ml di vino bianco secco
- Sale e pepe q.b.

Tritate il prezzemolo, il coriandolo, il peperoncino, il lemongrass, i cipollotti e l'aglio.

Tagliate il limone a striscioline e aggiungetelo al trito aromatico.

Trasferite il tutto in una terrina e unite il cumino e lo zenzero, versate il vino bianco, mescolate e lasciate marinare alcune ore in frigorifero.

Farcite il salmone con la marinata, regolate di sale e pepe e adagiate in una teglia rivestita con carta da forno. Infornate per 40 minuti a 180 °C.

Scaloppine di salmone con salsa alla senape

Preparazione: 20 minuti
Cottura: 15 minuti

Per 4 persone

- 4 tranci di salmone da 200 g l'uno
- 2 scalogni
- 1 cucchiaio di senape dolce
- 6 cucchiaini di formaggio fresco a basso apporto di grassi
- Aneto fresco tritato a piacere
- Sale e pepe q.b.
- Qualche goccia di olio extravergine d'oliva per ungere la padella antiaderente

Mettete il salmone nel congelatore per alcuni minuti e poi affettatelo sottile (ogni fetta deve essere di circa 50 g). Doratelo per pochi minuti in una padella antiaderente leggermente oliata (e asciugata con carta da cucina).

Tenete in caldo.

Nella stessa padella rosolate gli scalogni tritati, unite la senape e il formaggio, regolate di sale e pepe e cuocete per 5 minuti a fuoco dolce.

Aggiungete il salmone e l'aneto e proseguite la cottura per alcuni minuti. Servite subito.

Sformato di pesce al forno

Preparazione: 15 minuti
Cottura: 55 minuti

Per 4 persone
- 800 g di filetti di pesce a piacere
- 300 g di formaggio fresco a basso apporto di grassi
- 4 uova
- 5 cucchiai di erbe aromatiche tritate (prezzemolo, dragoncello, erba cipollina)
- Sale e pepe q.b.

Prendete un foglio di carta da forno, bagnatelo e strizzatelo; apritelo e adagiatevi i filetti di pesce. Regolate di sale e pepe e cuocete in forno a 180 °C per 10 minuti.

Mettete poi i filetti nel mixer con gli altri ingredienti e frullate.

Trasferite in una teglia e cuocete a bagnomaria in forno a 160-180 °C per 45 minuti.

Spiedini di sarde

Preparazione: 15 minuti
Cottura: 10 minuti

Per 2 persone
- 500 g di sarde
- Prezzemolo, aglio, origano, timo
- 1/2 limone
- Sale e pepe q.b.

Pulite le sarde privandole della testa e della lisca, lavatele e scolatele bene.

Su ogni sarda aperta mettete un trito di odori e arrotolatela come un involtino, infilatela nello spiedino (massimo 4 o 5 sarde).

Adagiate gli spiedini su una teglia foderata con carta da forno e cuocete in forno preriscaldato a 200 °C per 10 minuti.

Sfornate, spruzzate con succo di limone, regolate di sale e pepe e infine servite.

Tartare di branzino al limone verde

Preparazione: 20 minuti
Senza cottura

Per 2 persone

- 2 scalogni
- Qualche stelo di erba cipollina
- 400 g di filetti di branzino, cotti al vapore
- 4 limoni verdi
- 125 g di formaggio fresco a basso apporto di grassi
- 1/2 limone
- Sale e pepe q.b.

Tritate grossolanamente i filetti di pesce e mescolateli con gli scalogni e l'erba cipollina tritati finemente.

Distribuite nei piatti e decorate con le fettine di limone verde.

Frullate leggermente il formaggio, aggiungete il succo di limone e regolate di sale e pepe. Versate la salsa ottenuta sul pesce. Servite freddo.

TARTARE DI ORATA CON CETRIOLO E CIPOLLOTTI

Preparazione: 15 minuti
Senza cottura

Per 4 persone
- 1,2 kg di filetti di orata cotti al vapore
- 2 limoni
- 3 cipollotti
- 1 cetriolo
- 1 mazzetto di erbe aromatiche (prezzemolo, aneto, cerfoglio, erba cipollina)
- Qualche goccia di tabasco
- Sale e pepe q.b.

Mettete i filetti di orata nel mixer e tritateli grossolanamente. Unite il succo dei limoni e tenete da parte.

Sbucciate e tritate i cipollotti. Sbucciate il cetriolo e tagliatelo a dadini. Infine, lavate e tritate le erbe aromatiche.

Mettete tutti gli ingredienti in una terrina e mescolate.

Regolate di sale e pepe e insaporite con il tabasco prima di servire.

TARTARE DI TONNO

Preparazione: 15 minuti
Senza cottura
Tempo di riposo (in frigorifero): 15 minuti

Per 4 persone
- 1 kg di tonno fresco
- 1 limone verde
- 1 spicchio d'aglio

- 5 cm di radice di zenzero
- Erba cipollina a piacere
- 1 cucchiaio di formaggio fresco a basso apporto di grassi
- 1 cucchiaino di olio di vaselina
- Sale e pepe q.b.

Tagliate il tonno a dadini e irroratelo con il succo di limone.

In una ciotola mescolate l'aglio tritato con lo zenzero grattugiato, l'erba cipollina tritata grossolanamente, il formaggio e l'olio di vaselina. Regolate di sale e pepe e unite il tonno.

Mescolate e lasciate riposare in frigorifero per 15 minuti prima di sevire.

Tartare di tonno e orata

Preparazione: 20 minuti
Senza cottura
Tempo di riposo (in frigorifero): 15 minuti

Per 6 persone

- 400 g di tonno fresco
- 400 g di filetti di orata
- 1 cucchiaio di olio di vaselina
- 2-3 cucchiaini di dragoncello essiccato
- 1 cucchiaio di acqua gasata
- 1 limone verde
- 1 scalogno
- Aneto fresco a piacere
- 6 cucchiaini di uova di salmone oppure di lompo
- Alcuni grani di pepe rosa
- Alcune foglie di lattuga per decorare
- Sale e pepe q.b.

Tritate finemente il tonno e i filetti di orata, unite l'olio di vaselina, il dragoncello, l'acqua e il succo di limone; regolate di sale e pepe e aggiungete lo scalogno e l'aneto tritato.

Trasferite in 6 coppette e lasciate riposare per 15 minuti in frigorifero.

Distribuite sopra alle tartare le uova di salmone, decorate con il pepe rosa e l'aneto.

Servite con foglie di lattuga e fettine di limone verde.

Terrina ai frutti di mare

Preparazione: 15 minuti
Cottura: 30 minuti

Per 2 persone

- 2 cucchiai di crusca di frumento
- 4 cucchiai di crusca d'avena
- 3 cucchiai di formaggio fresco a basso apporto di grassi
- 3 uova
- 300 g di frutti di mare freschi oppure surgelati
- Aromi a piacere
- Sale e pepe q.b.

Mescolate omogeneamente tutti gli ingredienti.

Trasferite in uno stampo da plumcake rivestito con un foglio di carta da forno. Infornate per 30 minuti a 180 °C.

Terrina di nasello

Preparazione: 20 minuti
Cottura: 25 minuti

Per 2 persone
- 600 g di nasello
- Brodo di pesce sgrassato a piacere
- 1 uovo
- 2 cucchiai di formaggio fresco a basso apporto di grassi
- Basilico, dragoncello, coriandolo fresco a piacere
- Sale e pepe q.b.

Cuocete il nasello nel brodo di pesce per 5 minuti.

Scolatelo e mettetelo nel mixer con l'uovo sbattuto e il formaggio e frullate. Regolate di sale e pepe, unite le erbe aromatiche, mescolate e trasferire in 2 cocottine.

Cuocete a bagnomaria per 20 minuti.

Terrina di pesce con agar-agar

Preparazione: 15 minuti
Cottura: 9 minuti
Tempo di riposo (in frigorifero): 20 minuti

Per 2 persone
- 250 ml di acqua
- 150 ml di brodo sgrassato
- 2 g di agar-agar in polvere (alga usata come addensante. Si acquista nei negozi di alimenti naturali)
- 3 filetti di pesce a piacere (come merluzzo, branzino, orata, cernia, sogliola)
- Succo di limone q.b.
- Sale e pepe q.b.

Portate lentamente l'acqua e il brodo a ebollizione con l'agar-agar, un pizzico di sale e di pepe e cuocete per 5 minuti. Aggiungete il pesce e proseguite la cottura per 4 minuti a recipiente coperto.

Mettete nel mixer e frullate. Unite il succo di limone, mescolate e versate in uno stampo.

Lasciate raffreddare a temperatura ambiente e poi trasferite in frigorifero per 20 minuti.

Servite con salsa di pomodoro tiepida.

Terrina di salmone e luccio al limone verde

Preparazione: 30 minuti
Senza cottura
Tempo di marinatura (in frigorifero): 1 ora
Tempo di riposo (in frigorifero): 4 ore

Per 2-3 persone

- 400 g di filetti di salmone fresco
- 200 g di filetti di luccio (oppure di bottatrice)
- 100 ml di succo di limone verde
- Alcune gocce di tabasco
- 1 pizzico di noce moscata (facoltativo)
- 2 confezioni di gelatina
- 1 cucchiaino di grani di pepe rosa
- 4 piccole cipolle bianche
- 1 mazzetto di basilico fresco
- Pepe q.b.

Tagliate i filetti di pesce a striscioline e metteteli da parte.

Mescolate il succo di limone con il tabasco, la noce moscata (facoltativa) e il pepe e versate sul pesce. Lasciate marinare 1 ora in frigorifero.

Nel frattempo preparate la gelatina seguendo le indicazioni riportate sulla confezione.

Rivestite con pellicola da cucina uno stampo rettangolare, versatevi 2 mm di gelatina e trasferite in frigorifero fino a quando si sarà addensata. Sgocciolate il pesce dalla marinata.

Togliete dal frigo lo stampo con la gelatina e aggiungete il pesce, insaporite con il pepe rosa, le cipolle tritate e il basilico sminuzzato; versate la gelatina rimanente sul composto.

Coprite con pellicola da cucina e lasciate raffreddare in frigorifero per 4 ore.

TERRINA DI TONNO

Preparazione: 15 minuti
Cottura: 50 minuti

Per 2 persone

- 2 scatolette di tonno al naturale
- 2-3 cucchiai di formaggio fresco a basso apporto di grassi
- 2 uova
- Qualche cappero
- Sale e pepe q.b.

Mettete nel mixer una scatoletta e mezza di tonno e frullate. Aggiungete il formaggio, le uova, il pepe e il sale e mescolate omogeneamente. Unite il tonno rimanente e i capperi e amalgamate.

Trasferite il tutto in uno stampo da plumcake rivestito con carta da forno e infornate per 45-50 minuti a 160-180 °C.

Tonno grigliato

Preparazione: 15 minuti
Cottura: 10 minuti

Per 2 persone
- 1 trancio di tonno fresco di circa 400-500 g
- 1 mazzetto di prezzemolo fresco
- 1 mazzetto di origano fresco, oppure di basilico
- 1 mazzetto di timo fresco
- 3-4 foglie d'alloro
- 1 limone
- 1 cucchiaino di senape in grani

In una ciotola mescolate le erbe aromatiche tritate, le foglie di alloro spezzettate, il succo di limone e la senape in grani. Irrorate omogeneamente il tonno con questa marinata.

Cuocete il pesce sulla griglia (o su una padella antiaderente leggermente oliata e asciugata con carta da cucina) a fuoco vivo irrorandolo con la marinata.

Servite ben caldo.

Tonno saporito

Preparazione: 10 minuti
Senza cottura

Per 2 persone
- 480 g di tonno in scatola al naturale
- 1 cucchiaio di capperi tritati
- 40 g di cipolla tritata
- 1 cucchiaio di prezzemolo fresco tritato
- 3 pizzichi di curry in polvere
- Qualche goccia di tabasco

Lasciate sgocciolare il tonno, sminuzzatelo e mescolatelo agli altri ingredienti.

Distribuite il composto nei piatti e servite.

Torta salata di tonno

Preparazione: 10 minuti
Cottura: 40 minuti

Per 2 persone

- 300 g di tonno in scatola al naturale
- 75 g di maizena
- 3 uova
- 100 ml di latte scremato
- 1 bustina di lievito istantaneo
- Sale e pepe q.b.

Lasciate sgocciolare il tonno, sminuzzatelo e mescolatelo agli altri ingredienti.

Trasferite il composto in una tortiera e infornate a 160 °C per 40 minuti.

Servite la torta fredda con pomodori freschi, maionese Dukan (*vedi* p. 87) oppure salsa cocktail.

Tortino di alici

Preparazione: 15 minuti
Cottura: 10 minuti

Per 2 persone

- 500 g di alici fresche
- Prezzemolo, aglio, origano

- Sale e pepe (o peperoncino) q.b.
- Qualche goccia di limone

Togliete testa e lisca, lavate e scolate bene le alici.

Rivestite una tortiera con carta da forno e fate un primo strato di alici aperte, conditele con aglio, prezzemolo tritato, origano, sale, pepe o peperoncino e una spruzzatina di limone.

Fate un secondo strato, conditelo nello stesso modo e cuocete in forno preriscaldato a 200 °C per 10 minuti. Il tortino si può gustare anche freddo.

In giornate di proteine e verdure si possono aggiungere a ogni strato pezzettini di pomodoro.

Focacce

FOCACCINA AL FORMAGGIO

Preparazione: 20 minuti
Cottura: 40 minuti

Per 2 persone
- 5 uova
- 250 ml di latte scremato
- 250 g di proteine in polvere
- Qualche fogliolina di basilico fresco
- 250 g di formaggio fresco a basso apporto di grassi
- 1/2 bustina di lievito in polvere
- Qualche cetriolino sottaceto
- 100 g di prosciutto cotto
- 1 mazzetto di erba cipollina
- Sale e pepe q.b.

In una ciotola amalgamate le uova sbattute con il latte, le proteine in polvere, il sale, il pepe e le foglioline di basilico spezzettate; unite il formaggio, il lievito e mescolate fino a ottenere un composto omogeneo.

Aggiungete i cetriolini affettati finemente, il prosciutto e l'erba cipollina tritati.

Mescolate e versate in una teglia antiaderente.

Cuocete in forno a 160-180 °C per 40 minuti.

Lasciate intiepidire e tagliate a fette prima di servire.

Può essere gustata tiepida o fredda a piacere.

Focaccina con bresaola

Preparazione: 25 minuti
Cottura: 45 minuti

Per 1 persona
Per la focaccina:
- 2 cucchiai di crusca d'avena
- 1 cucchiaio di crusca di grano
- 1 cucchiaio di formaggio fresco a basso apporto di grassi
- 2 vasetti di yogurt naturale magro (allo 0% di grassi) compatto
- 3 tuorli e 3 albumi montati a neve
- Sale e pepe q.b.

Per la farcitura:
- 5 o 6 fette di bresaola
- 1 cucchiaio di formaggio a pasta molle a base di latte scremato (al 5% di grassi)

Preparate la focaccina amalgamando tutti gli ingredienti. Cuocetela in una padella antiaderente per 30 minuti circa.

Trasferitela in una teglia, adagiatevi sopra le fettine di bresaola e spalmate il formaggio a pasta molle. Mettete sotto il grill del forno a gratinare per pochi minuti. Servite la focaccina calda.

Focaccina dolce

Preparazione: 20 minuti
Cottura: 30-35 minuti

Per 1 persona
Per la focaccina:
- 2 cucchiai di crusca d'avena

- 1 cucchiaio di crusca di grano
- 1 cucchiaio di formaggio fresco a basso apporto di grassi
- 2 vasetti di yogurt naturale magro (0% di grassi) compatto
- 1 cucchiaio di dolcificante sintetico resistente al calore
- 3 tuorli e 3 albumi montati a neve

A scelta:

- 1 cucchiaio di cacao (senza zucchero) mescolato con un tuorlo

oppure

- 2 cucchiai di aroma di mandorle amare (senza zucchero e grassi aggiunti)

oppure

- 2 cucchiai di acqua di fiori d'arancio

In una terrina capiente amalgamate tutti gli ingredienti per la focaccina (esclusi gli albumi montati a neve).

Aggiungete un aroma a scelta (il cacao mescolato con il tuorlo deve essere spalmato sulla focaccina alcuni minuti prima del termine della cottura) e gli albumi montati a neve e mescolate delicatamente.

Cuocete in una padella antiaderente a fuoco medio per circa 30 minuti; con l'aiuto di una spatola girate la focaccina e cuocete per altri 5 minuti.

FOCACCINA SALATA

Preparazione: 20 minuti
Cottura: 30-35 minuti

Per 1 persona
Per la focaccina:

- 2 cucchiai di crusca d'avena
- 1 cucchiaio di crusca di grano

- 1 cucchiaio di formaggio fresco a basso apporto di grassi
- 2 vasetti di yogurt naturale magro (allo 0% di grassi) compatto
- 3 tuorli e 3 albumi montati a neve
- Erbe aromatiche a piacere
- Sale e pepe q.b.

A scelta:
- 185 g di tonno sbriciolato
  oppure
- 200 g di salmone affumicato
  oppure
- 150 g di prosciutto sgrassato
  oppure
- 150 g di carne bovina tritata

In una terrina capiente amalgamate tutti gli ingredienti per la focaccina (esclusi gli albumi montati a neve).

Aggiungete il tonno, oppure il salmone, o il prosciutto, o la carne e gli albumi montati a neve e mescolate delicatamente.

Cuocete in una padella antiaderente a fuoco medio per circa 30 minuti; con l'aiuto di una spatola girate la focaccina e cuocete per altri 5 minuti.

Pane Dukan

Preparazione: 5 minuti
Cottura: 10 minuti

Per 1 persona
- 1 uovo
- 1 formaggino cremoso tipo petit suisse a basso apporto di grassi oppure 250 g di ricotta fresca (magra)

- 1 cucchiaio di maizena
- 1 cucchiaino di lievito in polvere
- Spezie oppure erbe aromatiche essiccate a piacere (non aggiungete sale)

Mescolate omogeneamente tutti gli ingredienti e trasferiteli in una teglia rettangolare (15 x 20 cm).

Lo spessore deve essere di circa 5 mm (se fosse più basso utilizzate una teglia più piccola).

Coprite con pellicola da cucina e cuocete nel forno a microonde per 5 minuti. Oppure coprite con un foglio di stagnola o di carta da forno e infornate per 10 minuti a 180 °C.

Sfornate e servite.

Pizza al tonno

Preparazione: 20 minuti
Cottura: 25 minuti

Per 1 persona
- 1 scatola di polpa di pomodoro (500 ml)
- 1 grossa cipolla
- 1 cucchiaino di timo, origano e basilico tritati
- 2 pizzichi di pepe
- 180 g di tonno al naturale
- 2 cucchiai di capperi
- 6 cucchiaini di formaggio a pasta molle a base di latte scremato
- Sale q.b.
- Qualche goccia di olio extravergine d'oliva per ungere la padella antiaderente

Per l'impasto seguite la ricetta delle crêpe alla crusca d'avena.*

Scolate la polpa di pomodoro.

In una padella antiaderente leggermente oliata (e asciugata con carta da cucina) rosolate la cipolla tritata, aggiungete la polpa di pomodoro, le erbe aromatiche, il pepe e il sale e mescolate. Cuocete a fuoco dolce per 10 minuti.

Sgocciolate e sminuzzate il tonno e mettetelo da parte.

Versate la salsa di pomodoro sulla focaccina, aggiungete il tonno, i capperi e il formaggio (facoltativo).

Infornate per 25 minuti a 175 °C.

* Per ottenere le crêpe alla crusca d'avena mettete 1 cucchiaio e mezzo di crusca d'avena in una ciotola, aggiungete 1 cucchiaio e mezzo di formaggio fresco magro oppure di yogurt e 1 albume, oppure 1 uovo intero (se non avete problemi di ipercolesterolemia). Salate a piacere. Mescolate omogeneamente e cuocete la crêpe due minuti per parte in una padella antiaderente leggermente oliata.

Torta alla cannella

Preparazione: 25 minuti
Cottura: 40 minuti

Per 4 persone

- 3 uova
- Dolcificante sintetico resistente alla cottura q.b.
- 250 g di formaggio cremoso tipo petit suisse a basso apporto di grassi, oppure 250 g di ricotta fresca
- 1 cucchiaio di cannella in polvere
- 1 baccello di vaniglia

Per l'impasto seguite la ricetta della Focaccina dolce (*vedi* p. 128)

Sbattete le uova, unite il dolcificante in base ai vostri gusti e amalgamate.

Aggiungete il formaggio e la cannella e mescolate.

Tagliate longitudinalmente il baccello di vaniglia e prelevate i semi. Uniteli al composto di uova e formaggio.

Rivestite una teglia con carta da forno. Adagiatevi la focaccina e cuocete in forno a 180 °C per 10 minuti.

Aggiungete il composto di uova e formaggio, spalmatelo sulla superficie della focaccina e infornate per altri 30 minuti.

Dessert

Bavarese di formaggio fresco alla vaniglia

Preparazione: 15 minuti
Senza cottura
Tempo di riposo (in frigorifero): 1 notte (8-12 ore)

Per 2 persone

- 3 fogli di gelatina
- 2 albumi
- 440 g di formaggio fresco a basso apporto di grassi
- Dolcificante sintetico q.b.

Mettete la gelatina in ammollo per 5 minuti in acqua fredda.

Montate gli albumi a neve.

Scaldate 3 cucchiai di acqua a fuoco dolce, unite la gelatina e mescolate per fluidificarla. Lasciate intiepidire.

Amalgamate il formaggio con gli albumi montati a neve, aggiungete la gelatina e mescolate con una frusta per 2-3 minuti. Dolcificate con l'edulcorante e lasciate riposare in frigorifero per 1 notte (8-12 ore) prima di servire.

Biscotti alla crusca d'avena

Preparazione: 10 minuti
Cottura: 20 minuti

Per 1 persona

- 2 uova
- 1/2 cucchiaino di dolcificante sintetico liquido (resistente alla cottura)
- 20 gocce di estratto di vaniglia (senza olio)
- 1 cucchiaio di crusca di grano
- 2 cucchiai di crusca d'avena

In una terrina sbattete i tuorli con il dolcificante e l'estratto di vaniglia, unite le due crusche e amalgamate.

Montate gli albumi a neve e incorporateli delicatamente al composto.

Versate in una teglia e infornate per 15-20 minuti a 180 °C.

Lasciate intiepidire e tagliate a dadini.

Biscotti alla vaniglia

Preparazione: 30 minuti
Cottura: 40 minuti

Per 2 persone

- 3 uova
- 6 cucchiai di dolcificante sintetico in polvere (resistente alla cottura)
- 1 bustina di vanillina
- 7 cucchiai di maizena
- 1/2 bustina di lievito istantaneo

Preriscaldate il forno a 160-180 °C.

In una terrina sbattete i tuorli con il dolcificante e la vanillina fino a quando saranno cremosi. Aggiungete la maizena e il lievito e amalgamate.

Montate gli albumi a neve e incorporateli delicatamente al composto.

Versate in una teglia rivestita con carta da forno e infornate per 35-40 minuti.

Lasciate intiepidire sopra una griglia e tagliate a cubetti.

BUDINO ALLA VANIGLIA

Preparazione: 10 minuti
Cottura: 1 ora

Per 6 persone
- 4 uova
- 2 baccelli di vaniglia
- 500 ml di latte scremato
- 5-8 cucchiai di dolcificante sintetico in polvere (resistente alla cottura)

Preriscaldate il forno a 160-180 °C.

In una terrina sbattete le uova con il dolcificante fino a renderle spumose. Incorporate lentamente il latte e profumate con i baccelli di vaniglia.

Trasferite in uno stampo e cuocete in forno per 1 ora.

BUDINO SPEZIATO

Preparazione: 10 minuti
Cottura: 45 minuti

Per 4-5 persone
- 5 uova
- 375 ml di latte scremato
- 1 baccello di vaniglia
- 1 pizzico di noce moscata oppure di zenzero in polvere
- 5 cucchiai di dolcificante sintetico in polvere (resistente alla cottura)

In una capiente terrina sbattete le uova fino a renderle spumose.

Scaldate il latte, senza portarlo a ebollizione, con il baccello di vaniglia. Versate lentamente il latte caldo sulle uova mescolando con una frusta. Aromatizzate con la noce moscata oppure con lo zenzero.

Versate in uno stampo e cuocete in forno a 160 °C per 45 minuti circa.

Cheesecake

Preparazione: 10 minuti
Cottura: 12 minuti

Per 2 persone
- 5 cucchiai di formaggio fresco a basso apporto di grassi
- 2 cucchiai di maizena
- 2 tuorli
- 2 cucchiai di succo di limone
- 3 cucchiai di dolcificante sintetico in polvere (resistente alla cottura)
- 5 albumi

Mescolate con una frusta il formaggio con la maizena, i tuorli, il succo di limone e il dolcificante.

Montate gli albumi a neve e incorporateli delicatamente al composto. Versate in uno stampo da soufflé e cuocete per 12 minuti nel forno a microonde a potenza media.

Servite freddo.

Crema al caffè

Preparazione: 5 minuti
Cottura: 20 minuti

Per 4 persone
- 600 ml di latte scremato
- 1 cucchiaino di estratto di caffè (oppure di caffè solubile)

- 3 uova
- 3 cucchiai di dolcificante sintetico in polvere (resistente alla cottura)

Portate a ebollizione il latte con l'estratto di caffè.

Sbattete le uova con il dolcificante e incorporatele al latte macchiato mescolando in modo energico con una frusta.

Versate il composto all'interno di 4 piccoli stampi e fate cuocere in forno a bagnomaria per 20 minuti a 140 °C.

Servite la crema fredda.

Crema al cioccolato

Preparazione: 5 minuti
Cottura: 15 minuti

Per 4 persone
- 400 ml di latte scremato
- 4 pizzichi di cannella in polvere
- 20 gocce di estratto di vaniglia
- 4 cucchiai di cacao amaro
- 4 cucchiai di dolcificante sintetico in polvere (resistente alla cottura)
- 4 uova

Portate a ebollizione il latte aromatizzato con la cannella e la vaniglia. Aggiungete il cacao e il dolcificante e amalgamate. Lasciate intiepidire.

Sbattete le uova e incorporatele al latte tiepido mescolando energicamente con una frusta.

Versate il tutto in uno stampo e cuocete in forno a bagnomaria per 15 minuti a 160-180 °C.

Crema alla vaniglia

Preparazione: 20 minuti
Cottura: 20 minuti

Per 4 persone
- 1 litro di latte scremato
- 3 uova
- 4 cucchiai di dolcificante sintetico in polvere (resistente alla cottura)
- Qualche goccia di estratto di vaniglia
- 1 pizzico di noce moscata grattugiata

Preriscaldate il forno a 180 °C.

Rivestite uno stampo con carta da forno.

Sbattete con una frusta il latte con le uova, il dolcificante e l'estratto di vaniglia. Versate il tutto nello stampo, aromatizzate con la noce moscata e cuocete in forno a bagnomaria per 20 minuti fino a quando la crema si sarà addensata.

Servite il dolce tiepido o freddo.

Crema alle spezie

Preparazione: 20 minuti
Cottura: 20 minuti

Per 4 persone
- 250 ml di latte scremato
- 1 baccello di vaniglia
- 1/2 cucchiaino di cannella in polvere
- 1 chiodo di garofano
- 1 anice stellato
- 2 tuorli

- 2 cucchiai di dolcificante sintetico in polvere (resistente alla cottura)
- 200 g di formaggio fresco a basso apporto di grassi

Portate il latte a ebollizione con il baccello di vaniglia inciso in senso longitudinale, la cannella, il chiodo di garofano e l'anice stellato. In una ciotola sbattete i tuorli con il dolcificante fino a renderli spumosi. Versatevi lentamente il latte tiepido mescolando con una frusta.

Trasferite il tutto in un tegame con fondo antiaderente e cuocete a fuoco dolce per 12 minuti mescolando con una frusta. Filtrate la crema e lasciate intiepidire.

Amalgamate il formaggio quando la crema si sarà raffreddata.

Riponetela qualche minuto in frigorifero prima di servire.

Crema dessert

Preparazione: 15 minuti
Cottura: 4 minuti

Per 4 persone
- 1 litro di latte scremato
- 3 cucchiai di dolcificante sintetico in polvere (resistente alla cottura)
- 2 cucchiai di cacao magro
- 2 cucchiai di maizena

Tenete da parte 140 ml di latte freddo e portate il rimanente a ebollizione.

Mettete nel frullatore il latte freddo, il dolcificante, la maizena e il cacao e frullate omogeneamente.

Versate nella casseruola con il resto del latte mescolando energicamente con la frusta.

Riportate a ebollizione a fuoco medio.

Versate in 4 coppette e servite.

Crema dolce al formaggio

Preparazione: 5 minuti
Senza cottura

Per 1 persona
- 4 formaggini cremosi tipo petit suisse a basso apporto di grassi oppure 300 g di ricotta fresca magra
- 1 cucchiaio di dolcificante sintetico in polvere
- 2 albumi

Amalgamate i formaggini con il dolcificante.
Incorporate delicatamente gli albumi montati a neve.
Servite freddo.

Crema dorata

Preparazione: 20 minuti
Cottura: 30 minuti

Per 2 persone
- 2 uova
- 6 cucchiai di formaggio fresco a basso apporto di grassi
- Dolcificante sintetico liquido (resistente alla cottura) q.b.
- 1 cucchiaino di succo di limone (oppure di acqua di fiori d'arancio)

Preriscaldate il forno a 160-180 °C.
Separate gli albumi dai tuorli.
Amalgamate i tuorli con il formaggio, il dolcificante e il succo di limone (oppure l'acqua di fiori d'arancio).
Montate gli albumi a neve e incorporateli al composto di tuorli e formaggio.

Versate il tutto in 2 stampini e cuocete in forno per 25-30 minuti. Negli ultimi 5 minuti di cottura azionate il grill per dorare la superficie della crema.

Crema esotica

Preparazione: 5 minuti
Cottura: 5-10 minuti

Per 4 persone
- 1 uovo
- 1 cucchiaio di maizena
- 500 ml di latte scremato
- 1/2 cucchiaino di estratto di vaniglia
- 1 pizzico di cannella in polvere
- 1 cucchiaino di rum
- 2 cucchiai di dolcificante sintetico in polvere
- 1 albume

Sbattete energicamente con una frusta l'uovo con la maizena, versatevi lentamente 100 ml di latte freddo e amalgamate.

Portate a ebollizione il resto del latte e unitelo lentamente al composto di uovo e latte freddo.

Trasferite in una casseruola e cuocete a fuoco dolce sempre mescolando. Poco prima dell'ebollizione la crema si sarà addensata. Versatela in un recipiente freddo, aggiungete la vaniglia, la cannella, il rum e il dolcificante e amalgamate. Montate l'albume a neve e incorporatelo delicatamente al composto.

Servite freddo.

Crema giapponese

Preparazione: 5 minuti
Senza cottura

Per 1 persona
- 10 g di latte scremato in polvere
- 1/2 cucchiaino di caffè solubile
- 1 g di gelatina
- 2 compresse di dolcificante sintetico

Reidratate il latte in 100 ml di acqua.

Aggiungete il caffè solubile e cuocete senza portare a ebollizione.

Unite la gelatina sciolta in acqua fredda e il dolcificante e mescolate.

Versate in una coppetta e fate raffreddare prima di servire.

Crema soffice alla vaniglia

Preparazione: 10 minuti
Cottura: 20 minuti

Per 5 persone
- 1 litro di latte scremato
- 100 g di dolcificante sintetico in polvere (resistente alla cottura)
- 1 baccello di vaniglia
- 3 tuorli
- 1 albume

Portate il latte a ebollizione con il baccello di vaniglia.

A fuoco spento eliminate il baccello; lasciate intiepidire e unite il dolcificante.

Quando il latte si sarà raffreddato, aggiungete i tuorli e l'albume montato a neve, mescolate e versate in uno stampo. Cuocete in forno a bagnomaria per 20 minuti.

Crema spalmabile Dukan

Preparazione: 5 minuti
Senza cottura

Per 1 persona
- 1 tuorlo
- 1 cucchiaino di cacao magro
- 2 cucchiai di dolcificante sintetico in polvere
- Acqua q.b.

Mescolate tutti gli ingredienti fino a ottenere un impasto liscio e cremoso.

Dolce al cacao

Preparazione: 15 minuti
Cottura: 15 minuti

Per 2 persone
- 3 uova grandi
- 1 cucchiaio di dolcificante sintetico in polvere (resistente alla cottura)
- 10 g di cacao amaro
- 1 pizzico di noce moscata (oppure di cannella in polvere)

Preriscaldate il forno a 160-180 °C.

Separate i tuorli dagli albumi. Sbattete i tuorli con il dolcificante e il cacao fino a renderli spumosi. Montare gli albumi a neve e incorporateli delicatamente al composto.

Aromatizzate con la noce moscata, oppure con la cannella, e versate in 2 stampini.

Cuocete in forno per 10-15 minuti.

Dolce al formaggio

Preparazione: 10 minuti
Cottura: 30 minuti

Per 4 persone

- 125 g di formaggio fresco a basso apporto di grassi
- 25 g di maizena
- 1/2 confezione di lievito in polvere
- La scorza grattugiata di un limone non trattato
- 1/2 cucchiaino di dolcificante sintetico in polvere (resistente alla cottura)
- 2 tuorli e 4 albumi

Amalgamate tutti gli ingredienti, esclusi gli albumi, che devono essere prima montati a neve e poi incorporati delicatamente al composto. Versate il tutto in uno stampo e cuocete in forno a 180 °C per 30 minuti. Servite il dolce freddo.

Dolce al limone

Preparazione: 15 minuti
Senza cottura
Tempo di riposo (in frigorifero): 1 ora

Per 4 persone

- 3 fogli di gelatina
- 2 cucchiai di succo di limone

- 300 g di formaggio fresco a basso apporto di grassi
- 2 uova
- Dolcificante sintetico q.b.

Mettete la gelatina ad ammorbidire per 10 minuti in acqua fredda.

Scaldate a fuoco dolce il succo di limone.

Strizzate la gelatina e unitela al succo di limone. Lasciate raffreddare. Separate gli albumi dai tuorli. Amalgamate il formaggio con i tuorli e il dolcificante. Aggiungete la gelatina e mescolate bene.

Montate gli albumi a neve e incorporateli delicatamente al composto.

Mettete in una ciotola e fate raffreddare per 1 ora.

Dolce allo yogurt

Preparazione: 15 minuti
Cottura: 45 minuti

Per 2 persone
- 3 uova
- 1 vasetto di yogurt naturale magro (0% di grassi)
- 1/2 cucchiaino di dolcificante sintetico in polvere (resistente alla cottura)
- 1 cucchiaino di estratto d'arancia
- 4 cucchiai di maizena
- 1 bustina di lievito

Sbattete le uova con lo yogurt, aggiungete il dolcificante, l'estratto d'arancia, la maizena e il lievito e amalgamate.

Versate in uno stampo e cuocete in forno per 45 minuti a 160-180 °C.

Dolce di formaggio profumato al limone

Preparazione: 15 minuti
Cottura: 35 minuti

Per 2 persone
- 3 uova
- 2 cucchiai di maizena
- 1/2 cucchiaino di dolcificante sintetico in polvere (resistente alla cottura)
- La scorza di 1 limone grattugiata
- 3 cucchiai di formaggio fresco a basso apporto di grassi

Separate gli albumi dai tuorli e montateli a neve.

Incorporate ai tuorli la maizena, il dolcificante e la scorza di limone e amalgamate. Aggiungete il formaggio e i bianchi montati a neve.

Preriscaldate il forno a 180 °C.

Ungete una teglia con un foglio di carta da cucina imbevuto d'olio (oppure rivestite la teglia con carta da forno) e cuocete a 180 °C per 30-35 minuti.

Dolce soffice all'arancia

Preparazione: 20 minuti
Cottura: 20 minuti

Per 4 persone
- 1 arancia (non trattata)
- 1 uovo
- 55 g di dolcificante sintetico in polvere (resistente alla cottura)
- 80 g di maizena
- 6 cucchiaini di panna fresca al 5% di grassi
- 3 albumi

Preriscaldate il forno a 120 °C.

Lavate l'arancia sotto il getto dell'acqua calda. Grattugiate la scorza e ricavatene l'equivalente di 2 cucchiaini.

Spremete l'arancia e tenete da parte il succo.

Sbattete l'uovo con l'aspartame fino a renderlo spumoso. Aggiungete la maizena, il dolcificante e la panna fresca e amalgamate. Unite poi il succo di arancia, la scorza e mescolate bene. Montate gli albumi a neve e incorporateli delicatamente al composto.

Versate in uno stampo antiaderente e cuocete in forno per 20 minuti.

Dolce soffice allo yogurt

Preparazione: 15 minuti
Cottura: 30 minuti

Per 4 persone
- 2 uova
- 2 cucchiaini di dolcificante sintetico in polvere (resistente alla cottura)
- 2 vasetti di yogurt naturale magro (allo 0% di grassi)
- 50 g di maizena
- Aromi a piacere (vaniglia, zenzero, cannella, cardamomo, estratto di arancia eccetera)
- 1 pizzico di sale

Preriscaldate il forno a 180 °C.

Separate gli albumi dai tuorli. Sbattete i tuorli con il dolcificante, aggiungete lo yogurt, la maizena e gli aromi e amalgamate.

Montate gli albumi a neve con un pizzico di sale e incorporateli al composto.

Versate in una teglia di 18 cm e infornate per 20-30 minuti.

Gelatina di mandorle amare

Preparazione: 15 minuti
Cottura: 3-5 minuti

Per 2 persone
- 400 ml di latte scremato
- 6 gocce di estratto di mandorle amare (senza olio)
- 3 fogli di gelatina

In un tegame portate a ebollizione il latte con l'estratto di mandorle. Mettete la gelatina in ammollo in acqua fredda. Strizzatela e unitela al latte caldo. Mescolate bene e versate in uno stampo cercando di dare lo spessore di 1 cm.

Fate rassodare la gelatina in frigorifero prima di servirla.

Gelato leggero

Preparazione: 15 minuti
Senza cottura

Per 4 persone
- 6 formaggini cremosi tipo petit suisse a basso apporto di grassi oppure 400 g di ricotta fresca magra
- 3 tuorli
- 1 cucchiaio di panna fresca
- 75 g di dolcificante sintetico in polvere
- 2 albumi
- 1 aroma a piacere (vaniglia, zenzero, cannella eccetera).

Amalgamate omogeneamente il formaggio con i tuorli, la panna, il dolcificante e un aroma a piacere (vaniglia, zenzero, cannella eccetera).

Montate gli albumi a neve e incorporateli delicatamente al composto.

Mettete nel congelatore prima di servire.

GENOVESE

Preparazione: 10 minuti
Cottura: 20 minuti

Per 2 persone

- 4 uova
- 100 g di dolcificante sintetico in polvere (resistente alla cottura)
- La scorza di 1 limone
- 40 g di maizena

Preriscaldate il forno a 180 °C.

Montate gli albumi a neve.

Sbattete i tuorli con il dolcificante.

Aggiungete la scorza di limone e la maizena e amalgamate.

Unite gli albumi a neve e mescolate delicatamente.

Versate in uno stampo rivestito con carta da forno e infornate per 20 minuti, fino a quando il dolce risulterà dorato.

GRANITA DI CAFFÈ ALLA CANNELLA

Preparazione: 10 minuti
Senza cottura
Tempo di riposo (in congelatore): 1 ora

Per 2 persone

- 500 ml di caffè caldo
- Dolcificante sintetico in polvere a piacere

- 1 cucchiaino di cannella in polvere
- 3 semi di cardamomo

Mescolate il caffè caldo con il dolcificante e le spezie. Lasciate raffreddare. Versate in un contenitore e trasferite nel congelatore per 1 ora. Frullate la preparazione per un minuto e mettete in frigorifero per circa 15 minuti. Distribuite in due coppette e servite.

Lassi al cardamomo e all'acqua di rose

Preparazione: 5 minuti
Senza cottura

Per 4 persone
- 4 vasetti di yogurt naturale magro (allo 0% di grassi)
- 500 ml di latte scremato
- 1 pizzico di sale
- 1 pizzico di cardamomo in polvere
- 3 gocce di acqua di rose

Amalgamate tutti gli ingredienti in modo omogeneo con l'aiuto di una frusta.

Versate in 4 bicchierini e refrigerate fino al momento di servire.

Meringhe al caffè

Preparazione: 10 minuti
Cottura: 20 minuti

Per 12 meringhe circa
- 3 albumi
- 6 cucchiai di dolcificante sintetico in polvere (resistente alla cottura)

- 2 cucchiaini di cacao amaro
- 2 cucchiaini di caffè molto forte

Montate gli albumi a neve. Unite il dolcificante, il cacao e il caffè e amalgamate con l'aiuto di una frusta per 30 secondi.

In una teglia rivestita con carta da forno disponete piccole porzioni del composto ben distanziate.

Cuocete in forno a 150 °C per 15-20 minuti.

Affinché gli albumi non si smontino, unite il dolcificante solo quando saranno ben montati a neve (cioè quando capovolgendo il contenitore in cui li avete montati, gli albumi non si muovono!)

Mousse al caffè

Preparazione: 10 minuti
Senza cottura
Tempo di riposo (in frigorifero): 3 ore

Per 6 persone

- 6 formaggini cremosi tipo petit suisse a basso apporto di grassi oppure 400 g di ricotta fresca magra
- 2 cucchiaini di dolcificante sintetico in polvere
- 4 albumi
- 1 cucchiaio di estratto di caffè

Lavorate il formaggio con una forchetta per renderlo più cremoso. Aggiungete il dolcificante e mescolate.

Montate gli albumi a neve e incorporateli delicatamente al formaggio. Unite l'estratto di caffè.

Versate in piccole coppette e refrigerate per 3 ore.

Mousse al cioccolato

Preparazione: 10 minuti
Cottura: 5 minuti
Tempo di riposo (in frigorifero): 2 ore

Per 2 persone

- 3 cucchiai di acqua
- 125 g di cioccolato dietetico o fondente amaro (concesso nella dieta Dukan)
- 1 cucchiaino di caffè solubile
- 6 albumi
- 1 pizzico di sale
- 125 g di formaggio fresco a basso apporto di grassi

In un recipiente mettete l'acqua, il cioccolato grattugiato e il caffè, coprite con un foglio di alluminio e depositate nel cestello per la cottura a vapore di una pentola a pressione. Cuocete per 5 minuti. Montate gli albumi a neve con un pizzico di sale e tenete da parte.

Amalgamate il formaggio al composto di cioccolato e caffè e incorporate delicatamente gli albumi a neve.

Versate nelle coppette e refrigerate per 2 ore prima di servire.

Mousse al limone

Preparazione: 20 minuti
Cottura: 2 minuti

Per 4 persone

- 2 fogli di gelatina
- 1/2 limone (non trattato)
- 1 uovo

- 2 cucchiaini di dolcificante sintetico in polvere (resistente alla cottura)
- 250 g di formaggio fresco a basso apporto di grassi

Ammorbidite i fogli di gelatina in acqua fredda.

Grattugiate la scorza del mezzo limone e tenetela da parte.

Separate l'albume dal tuorlo.

Con una frusta amalgamate il tuorlo con 1 cucchiaino di dolcificante, la scorza del mezzo limone e 50 g di formaggio, fino a ottenere un composto liscio e omogeneo. Versate in una piccola casseruola e fate cuocere a fuoco dolce per 2 minuti. A fuoco spento unite la gelatina ben strizzata e mescolate bene fino a quando la gelatina sarà completamente sciolta e amalgamata.

Con l'aiuto di una frusta sbattete il restante formaggio per renderlo più cremoso e incorporatelo alla crema di limone.

Montate gli albumi a neve, aggiungete il restante cucchiaino di dolcificante e sbattete ancora per qualche secondo. Incorporate delicatamente gli albumi alla crema di limone.

Refrigerate prima di servire.

Mousse di yogurt e cannella

Preparazione: 15 minuti
Senza cottura

Per 4 persone
- 4 albumi
- 4 vasetti di yogurt naturale magro (0% di grassi)
- 1 cucchiaino di cannella in polvere
- 3 cucchiaini di dolcificante sintetico in polvere

In una terrina mescolate lo yogurt con la cannella e il dolcificante. Incorporate delicatamente gli albumi montati a neve e refrigerate prima di servire.

MOUSSE GELATA AL LIMONE

Preparazione: 10 minuti
Senza cottura

Per 2-3 persone
- 4 albumi
- 500 g di formaggio fresco a basso apporto di grassi
- Il succo di 5 limoni
- La scorza di 1 limone biologico non trattato

Montate gli albumi a neve. Lavorate il formaggio con una forchetta per renderlo più cremoso. Mescolate delicatamente il formaggio con la scorza e il succo dei limoni, incorporate gli albumi montati a neve e trasferite nel congelatore.

MUFFIN

Preparazione: 10 minuti
Cottura: 30 minuti

Per 4 persone
- 4 uova
- 4 cucchiai di crusca di grano
- 8 cucchiai di crusca d'avena
- 4 cucchiai di formaggio fresco a basso apporto di grassi
- 1/2 cucchiaino di dolcificante sintetico in polvere (resistente alla cottura)
- Aromi a piacere: scorza di limone, cannella, caffè

Preriscaldate il forno a 180 °C.

Montate gli albumi a neve.

Mescolate tutti gli altri ingredienti e incorporate delicatamente gli albumi.

Versate negli stampini da muffin e infornate per 20-30 minuti.

Sorbetto al limone verde

Preparazione: 10 minuti
Senza cottura
Tempo di riposo (in frigorifero): 4 ore

Per 2-3 persone
- 4 limoni verdi non trattati
- 500 g di formaggio fresco a basso apporto di grassi
- 3 cucchiai di dolcificante sintetico in polvere

Frullate la scorza di un limone; aggiungete il formaggio, il succo degli altri limoni e il dolcificante e frullate ancora. Mettete in frigorifero per 4 ore.

Trasferite nella sorbettiera per 3 minuti prima di servire.

Sorbetto al tè

Preparazione: 20 minuti
Senza cottura
Tempo di riposo: 1 ora

Per 2 persone
- 300 ml di acqua
- 3 cucchiai di tè cinese in foglie
- Il succo di 1 limone
- 4 foglioline di menta fresca

Portate l'acqua a ebollizione. A fuoco spento aggiungete le foglie di tè, coprite e lasciate in infusione per 3 minuti.

Filtrate il tè e mettetene 60 ml nel congelatore. Di tanto in tanto mescolate con una forchetta cercando di formare delle piccole scaglie. Versate il resto del tè nella sorbettiera con il succo di limone. Azionate per 15 minuti. Poi mettete nel congelatore per circa 1 ora, mescolando di tanto in tanto.

Mettete il sorbetto nei bicchieri, decorate con le scagliette di tè ghiacciato e le foglioline di menta. Servite subito.

Sorbetto allo yogurt

Preparazione: 2 minuti
Senza cottura

Per 2-3 persone
- 5 vasetti di yogurt naturale magro (allo 0% di grassi)
- 2 limoni non trattati
- 2 cucchiai di formaggio fresco a basso apporto di grassi

Con l'aiuto di una frusta lavorate lo yogurt per renderlo cremoso, unite la scorza grattugiata dei limoni e il loro succo. Aggiungete il formaggio, amalgamate bene e versate nella sorbettiera.

Soufflé gelato al cacao

Preparazione: 10 minuti
Senza cottura
Tempo di riposo (in congelatore): 3 ore

Per 4 persone
- 200 g di formaggio fresco a basso apporto di grassi
- 60 g di cacao amaro
- 4 albumi
- 6 cucchiai di dolcificante sintetico in polvere

Setacciate il cacao sul formaggio e frullate per rendere il composto cremoso.

Montate gli albumi a neve e poi aggiungete il dolcificante.

Incorporateli delicatamente alla crema di formaggio e cacao.

Rivestite uno stampo da soufflé con un foglio di alluminio (oppure con pellicola da cucina) e versatevi il composto. Coprite e mettete in congelatore per 3 ore. Sformate e servite.

Torta al limone

Preparazione: 15 minuti
Cottura: 35 minuti

Per 6 persone
- 3 uova
- Dolcificante sintetico in polvere (resistente alla cottura) a piacere
- 30 ml di acqua fredda
- 1 limone non trattato
- 1 pizzico di sale

Separate gli albumi dai tuorli.

Sbattete i tuorli con il dolcificante, aggiungete l'acqua, il succo e la scorza del limone e cuocete a bagnomaria a fuoco dolce mescolando con una spatola. Spegnete il fuoco e tenete da parte.

Montate gli albumi a neve con un pizzico di sale, unite il dolcificante (secondo i vostri gusti) e incorporateli delicatamente alla crema di tuorli intiepidita.

Versate in una teglia antiaderente di 28 cm di diametro e cuocete in forno a 180 °C fino a quando la superficie sarà dorata.

I PIATTI A BASE DI PROTEINE E VERDURE

Pollame

BOCCONCINI DI POLLO AFFUMICATO

Preparazione: 45 minuti
Cottura: 20 minuti

Per 2 persone

- 7 albumi
- 60 ml di acqua
- 1 cucchiaio di maizena
- 175 g di petto di pollo affumicato (oppure arrosto) tritato
- 200 g di funghi (champignon) tritati
- 2 cipollotti tritati
- 2 cucchiai di formaggio a basso apporto di grassi
- 1 cucchiaio di erba cipollina tritata
- 20 steli di erba cipollina (appena sbollentata per ammorbidirla)
- Sale e pepe q.b.
- Qualche goccia di olio extravergine d'oliva per ungere la padella antiaderente

Sbattete gli albumi con l'acqua e la maizena formando un composto liscio e omogeneo.

Scaldate una padella antiaderente e con un cucchiaio ricavate dal composto 20 palline. Cuocetele in padella in modo da ottenere altrettante gallette rotonde di circa 10 cm di diametro.

Adagiatele su un foglio di carta da cucina e tenetele da parte.

In un tegame leggermente oliato (e asciugato con carta da cucina) cuocete a fuoco medio il petto di pollo tagliato a dadini con i funghi e i cipollotti. Abbassate il fuoco e aggiungete il formaggio, l'erba cipollina tritata, un pizzico di sale e di pepe. Farcite le gallette, piegatele e chiudete con gli steli di erba cipollina.

Servite a temperatura ambiente.

Cartocci di pollo con zucchine

Preparazione: 10 minuti
Cottura: 20 minuti

Per 4 persone
- 8 piccoli petti di pollo
- 4 zucchine
- 1 spicchio d'aglio
- 1 limone
- 2 pomodori sbucciati

Preriscaldate il forno a 180 °C.

Tagliate le fettine di pollo a striscioline. Lavate e tagliate le zucchine a bastoncino. Sbucciate e tritate lo spicchio d'aglio. Affettate finemente il limone.

Saltate in padella a fuoco dolce le zucchine, i pomodori, l'aglio e le fette di limone (facoltativo, in alternativa utilizzate il limone come decorazione).

Mescolate e togliete dal fuoco.

Adagiate il pollo in 4 fogli di carta da forno bagnati e strizzati, unite le verdure e chiudete i cartocci.

Infornate per 15-20 minuti.

Cosce di tacchino ai peperoni

Preparazione: 30 minuti
Cottura: 40 minuti

Per 4 persone
- 2 cosce di tacchino
- 3 peperoni rossi
- 50 ml di aceto di vino rosso

- 2 cucchiai di formaggio a basso apporto di grassi
- Sale e pepe q.b.
- Qualche goccia di olio extravergine d'oliva per ungere la padella antiaderente

Rosolate le cosce di tacchino in un tegame con fondo antiaderente leggermente oliato (e asciugato con carta da cucina) per 40 minuti a fuoco dolce con un coperchio, bagnando con acqua se necessario e mescolando spesso.

Immergete i peperoni in acqua bollente, sbucciateli ed eliminate i semi. Tagliateli a pezzetti e frullateli nel mixer fino a ottenere una salsa.

Togliete le cosce di tacchino dal tegame e deglassate con l'aceto di vino rosso. Unite il formaggio, la salsa di peperoni, il sale e il pepe e portate a ebollizione. Adagiate le cosce nel piatto da portata e irrorate con la salsa ottenuta. Servite subito.

Faraona con la verza

Preparazione: 30 minuti
Cottura: 1 ora e 15 minuti

Per 4 persone
- 1 faraona
- 1/2 limone
- 1 verza
- 1 cipolla aromatizzata con un chiodo di garofano
- 1 mazzetto di erbe aromatiche a piacere
- 500 ml di brodo preparato con un dado sgrassato
- 1 cucchiaio di mirtilli
- Sale e pepe q.b.

Preriscaldate il forno a 210 °C.

Strofinate con il mezzo limone la faraona e infornatela sotto il grill. Lasciate dorare per 5 minuti.

Nel frattempo tagliate la verza in 8 pezzi e cuocetela per 5 minuti in acqua bollente con un pizzico di sale. Scolatela e tenetela da parte.

In una casseruola da forno adagiate la faraona, disponete intorno i pezzi di verza, aggiungete la cipolla, le erbe aromatiche, il pepe, i mirtilli e irrorate con il brodo. Coprite e cuocete a fuoco basso per 1 ora e 15 minuti.

Quando la faraona è cotta trasferitela nel piatto da portata e addensate il sugo di cottura prima di servire.

Fricassea di pollo con funghi e asparagi

Preparazione: 20 minuti
Cottura: 20 minuti

Per 4 persone
- 1 kg di funghi (champignon)
- 2 cipolle dorate
- 1 kg di petto di pollo
- 500 g di punte di asparagi

In una padella antiaderente saltate i funghi affettati a fuoco dolce. Tenete da parte.

Fate cuocere a fuoco dolce le cipolle affettate finemente.

Tagliate il petto di pollo a dadini e unitelo alle cipolle, mescolate e cuocete per 6 minuti a fuoco dolce. Aggiungete gli asparagi tagliati a pezzetti e i funghi. Cuocete con un coperchio a fuoco medio per 10-12 minuti.

Galletti al limone con pomodori ciliegia

Preparazione: 20 minuti
Cottura: 40 minuti

Per 2 persone
- 5 rametti di timo fresco
- 2 galletti
- 1 limone
- 500 ml di brodo di pollo
- 2 cipolle medie
- 2 spicchi d'aglio
- 700 g di pomodori ciliegia
- Sale e pepe q.b.

Prelevate le foglioline di timo e unitele ai galletti. Adagiateli in una teglia e copriteli con le fettine di limone. Cuocete in forno a 180 °C per 20 minuti, irrorando con il brodo di pollo.

Affettate le cipolle, tritate l'aglio e tagliate i pomodori a metà.

Estraete la teglia dal forno e aggiungete la cipolla, i pomodori e l'aglio. Regolate di sale e pepe e mescolate. Rimettete in forno per altri 20 minuti e servite.

Insalata di pollo e fagiolini

Preparazione: 30 minuti
Cottura: 20 minuti

Per 4 persone
- 300 g di fagiolini
- 2 uova sode
- 5 fette di petto di pollo alle erbe fini
- 1 yogurt greco magro

- Aglio, prezzemolo
- Sale e pepe q.b.

Pulite e lessate in acqua salata i fagiolini, scolateli e lasciateli raffreddare.

Rassodate le uova, quando saranno fredde, sgusciatele e tagliatele a spicchi.

Tagliate a striscioline i petti di pollo alle erbe fini.

In un mixer mettete lo yogurt con l'aglio tritato finemente, prezzemolo, sale e pepe e frullate fino a ottenere una salsa vellutata.

In una ciotola unite i fagiolini con le striscioline di pollo, adagiate su un piatto, decorate con gli spicchi di uova sode e condite con la salsa allo yogurt.

Involtini di tacchino

Preparazione: 30 minuti
Cottura: 1 ora e 10 minuti

Per 4 persone

- 100 g di funghi freschi (champignon)
- 1 cipolla
- Prezzemolo q.b.
- 4 fettine di fesa di tacchino
- 4 fette di prosciutto cotto sgrassato
- 500 ml di brodo preparato con un dado sgrassato
- 250 ml di acqua
- Sale e pepe q.b.

Pulite i funghi.

Tritate i gambi dei funghi con metà cipolla e il prezzemolo e cuocete a fuoco medio in una padella con fondo antiaderente per 5-6 minuti. Regolate di sale e pepe.

Su ogni fettina di tacchino distribuite le fette di prosciutto e il trito di funghi e prezzemolo. Chiudete a involtino e dorate a fuoco medio.

Tritate grossolanamente l'altra metà della cipolla, aggiungete il brodo e l'acqua. Regolate di sale e pepe e cuocete a fuoco dolce e recipiente coperto per 45 minuti. Aggiungete le cappelle dei funghi e proseguite la cottura per altri 20 minuti.

Servite immediatamente.

Pollo ai funghi

Preparazione: 20 minuti
Cottura: 30 minuti

Per 4 persone

- 800 g di petto di pollo
- 2 pomodori
- 1 cipolla
- 2 spicchi d'aglio
- 600 g di funghi (champignon)
- 1 limone
- 250 ml di brodo di pollo sgrassato
- Sale e pepe q.b.

Tagliate il pollo a dadini e i pomodori a cubetti.

Sbucciate e tritate la cipolla e gli spicchi d'aglio.

Pulite i funghi e affettateli. Irrorateli con alcune gocce di limone e metteteli in una teglia antiaderente; regolate di sale e pepe, coprite e cuocete a fuoco dolce fino a quando avranno eliminato la loro acqua. Tenete da parte.

In una casseruola ammorbidite la cipolla in poca acqua, aggiungete il pollo, i pomodori, i funghi, l'aglio, il brodo di pollo, il sale e il pepe. Coprite e cuocete a fuoco dolce per 20 minuti.

Pollo al dragoncello con finferli

Preparazione: 20 minuti
Cottura: 30 minuti

Per 4-6 persone
- 6 cosce di pollo
- 1 dado di pollo a basso apporto di grassi
- 1 mazzetto di dragoncello
- 1 kg di finferli (o altri funghi a piacere)
- 1 spicchio d'aglio
- 1 mazzetto di prezzemolo
- 250 g di formaggio a basso apporto di grassi
- Sale e pepe q.b.
- Qualche goccia di olio extravergine d'oliva per ungere la padella antiaderente

Rosolate le cosce di pollo in una padella leggermente oliata (e asciugate con carta da cucina). Regolate di sale e pepe e aggiungete 100 ml di brodo di pollo e il mazzetto di dragoncello. Portate a ebollizione, coprite, abbassate la fiamma e cuocete per 25 minuti.

In una padella con fondo antiaderente mettete i funghi con l'aglio schiacciato e il prezzemolo tritato; regolate di sale e pepe e cuocete pochi minuti.

Al termine della cottura del pollo, togliete il mazzetto di dragoncello e deglassate la salsa con il formaggio.

Servite il pollo con i finferli.

Pollo alla basca

Preparazione: 15 minuti
Cottura: 1 ora

Per 4 persone
- 1 pollo
- 1 kg di pomodori
- 1 carota
- 2 peperoni
- 2 spicchi d'aglio
- 1 mazzetto di erbe aromatiche a piacere
- Sale e pepe q.b.
- Qualche goccia di olio extravergine d'oliva per ungere la padella antiaderente

Tagliate il pollo a piccoli pezzi.

Rosolatelo a fuoco medio in una padella antiaderente leggermente oliata (e asciugata con carta da cucina).

Aggiungete i pomodori sbucciati e tagliati a dadini, la carota pulita e tagliata a bastoncino, i peperoni puliti e tagliati a dadini, l'aglio tritato e il mazzetto di erbe aromatiche. Regolate di sale e pepe, coprite con un coperchio e fate cuocere per 1 ora a fuoco dolce.

Pollo alla Marengo

Preparazione: 30 minuti
Cottura: 45 minuti

Per 4 persone
- 1 pollo tagliato a pezzi
- 2 cipolle
- 2 scalogni

- 1 spicchio d'aglio
- 200 ml di acqua
- 2 cucchiai di aceto di vino bianco
- 1 cucchiaio di salsa di pomodoro concentrata
- 4 pomodori
- Qualche rametto di timo
- Alcune foglie di alloro
- 1 ciuffo di prezzemolo fresco
- Sale e pepe q.b.
- Qualche goccia di olio extravergine d'oliva per ungere la padella antiaderente

Rosolate il pollo a fuoco vivo in una padella antiaderente leggermente oliata (e asciugata con carta da cucina) con un pizzico di sale e di pepe. Togliete il pollo e mettete da parte.

Nella stessa padella saltate a fuoco medio per 2 minuti le cipolle, gli scalogni e l'aglio affettati, irrorate con l'acqua, l'aceto e la salsa di pomodoro e mescolate. Aggiungete i pomodori tagliati a dadini e il pollo, regolate di sale e pepe, profumate con il timo e l'alloro, coprite con un coperchio e cuocete a fuoco basso per 45 minuti.

Aromatizzare con il prezzemolo prima di servire.

Pollo alla provenzale

Preparazione: 15 minuti
Cottura: 50 minuti

Per 4 persone
- 1 pollo
- 1 scatola di pelati
- 2-4 spicchi d'aglio
- 1 piccolo mazzetto di prezzemolo
- Sale e pepe q.b.

Tagliate il pollo a pezzi e rosolatelo in un tegame con fondo antiaderente.

Togliete il pollo e tenetelo da parte.

Nello stesso tegame mettete i pelati tagliati a pezzetti con l'aglio schiacciato, il sale e il pepe.

Cuocete per 30 minuti a recipiente coperto.

Unite i pezzi di pollo e bagnate con acqua se necessario, coprite con un coperchio e proseguite la cottura per 20 minuti.

Prima di servire aromatizzate con il prezzemolo tritato.

Pollo alle erbe aromatiche

Preparazione: 15 minuti
Cottura: 1 ora e 30 minuti

Per 4 persone

- 1 pollo ruspante
- 1 mazzetto di basilico fresco
- 3 spicchi d'aglio
- 1 limone
- Qualche rametto di timo essiccato
- Qualche rametto di rosmarino essiccato
- 200 g di porri
- 250 g di carote
- Sale e pepe q.b.

Farcite il pollo con il basilico, l'aglio, il limone tagliato a spicchi, il timo e il rosmarino.

Mettete in frigo.

Affettate i porri e le carote, metteteli in una casseruola e versate un po' d'acqua. Adagiate il pollo sulle verdure e cuocete in forno a 200 °C per 1 ora e 30 minuti. Servite ben caldo.

Pollo con carote e salsa speziata

Preparazione: 30 minuti
Cottura: 1 ora

Per 4 persone
- 1 pollo
- 1 mazzetto di erbe aromatiche fresche a piacere
- 1 cucchiaino di erbe miste in polvere (a scelta tra timo, salvia, finocchio, maggiorana eccetera)
- 2 foglie d'alloro
- 1 dado di pollo a basso apporto di grassi
- 1 peperone
- 5-6 carote
- 1 cipolla
- 1 pizzico di curry
- 1 cucchiaio di maizena
- 1 limone
- 1 cucchiaino di zenzero fresco tagliato a striscioline
- Sale e pepe q.b.
- Qualche goccia di olio extravergine d'oliva per ungere la padella antiaderente

Riempite una casseruola per 3/4 di acqua. Mettetevi il pollo, le erbe aromatiche fresche e in polvere, l'alloro, il dado da brodo, il peperone tagliato a striscioline, il sale e il pepe.

Portate a ebollizione, coprite e cuocete a fuoco dolce per circa 50 minuti. Aggiungete le carote e proseguite la cottura per altri 10 minuti.

In un tegame leggermente oliato (e asciugato con carta da cucina) rosolate a fuoco medio la cipolla affettata, unite il curry, la maizena diluita in acqua, il limone tagliato a spicchi e lo zenzero.

Eliminate la pelle, tagliate il pollo a pezzi e adagiatelo sul piatto da portata. Irrorate con la salsa speziata e accompagnate con le carote.

Pollo con peperoni

Preparazione: 30 minuti
Cottura: 40-45 minuti

Per 4 persone
- 500 g di petto di pollo
- 1 peperone giallo, 1 peperone verde, 1 peperone rosso
- 3 pomodori da sugo
- 1 cipolla
- 1 tazza di brodo magro
- Prezzemolo e basilico
- Sale e pepe q.b.

Tagliate a metà i peperoni, privateli dei semi, lavateli, scolateli e tagliateli a pezzi non molto grandi.

Tagliate il petto di pollo a tocchetti. In una padella antiaderente fate stufare per circa 7-8 minuti 1 cipolla tagliata fine coperta con un po' di brodo. Aggiungete i tocchetti di pollo e fateli cuocere con la cipolla per 3 minuti girandoli regolarmente. Aggiungete i pomodori tagliati a pezzettini e i peperoni, spruzzate con sale e pepe e cuocete per circa 20-30 minuti girando di tanto in tanto. Se il liquido di cottura venisse a mancare, aggiungete altro brodo.

Servite caldo guarnendo con prezzemolo e basilico spezzettato.

Pollo con salsa cremosa al pomodoro

Preparazione: 20 minuti
Cottura: 50 minuti

Per 4 persone
- 1 kg di pollo
- 250 g di funghi (champignon)

- 4 pomodori
- 2 uova
- 250 g di formaggio a basso apporto di grassi
- Sale e pepe q.b.
- Qualche goccia di olio extravergine d'oliva per ungere la padella antiaderente

Tagliate il pollo a metà, regolate di sale e pepe e rosolate a fuoco medio in un tegame leggermente unto per 10 minuti.

Aggiungete i funghi affettati e cuocete per 40 minuti a recipiente coperto. Dopo 30 minuti di cottura unite i pomodori tagliati a spicchi.

Amalgamate i tuorli con il formaggio in una casseruola, diluite con il liquido di cottura del pollo e cuocete la salsa a bagnomaria.

Servite il pollo con la salsa.

Polpette aromatizzate di tacchino

Preparazione: 10 minuti
Cottura: 40-45 minuti

Per 4 persone

- 500 g di tacchino macinato
- 1 uovo
- 3 pomodori secchi tritati
- 1 cipolla tritata
- 1 scalogno tritato
- Prezzemolo, basilico, rosmarino, origano
- Zenzero a scagliette o in polvere
- Aglio in polvere
- Sale e pepe q.b.

Mettete in un'insalatiera il tacchino con tutti gli ingredienti e mescolate bene fino a ottenere un impasto cremoso e uniforme.

Formate delle polpette di media grandezza e infornatele in forno preriscaldato a 180 °C. Cuocete per massimo 45 minuti controllando di tanto in tanto e girando le polpette per rendere la doratura uniforme.

Servite caldo.

Porri al bacon

Preparazione: 20 minuti
Cottura: 30 minuti

Per 4 persone

- 800 g di porri (la parte bianca)
- 200 g di bacon di tacchino (oppure di fesa di tacchino arrosto)
- 1 scalogno
- 2 uova
- 90 g di formaggio a basso apporto di grassi
- Sale q.b.

Affettate la parte bianca dei porri e cuocetela a vapore nella pentola a pressione per 10 minuti (raddoppiate il tempo di cottura se usate una pentola tradizionale).

In una padella antiaderente rosolate il bacon di tacchino con lo scalogno affettato finemente.

Sbattete le uova con il formaggio e un pizzico di sale.

Mescolate i porri con il bacon e lo scalogno e uniteli al composto di uova e formaggio.

Infornate per 20 minuti a 150 °C.

Rotolo freddo ripieno

Preparazione: 10 minuti
Cottura: 20 minuti
Tempo di riposo (in frigorifero): 2 ore

Per 2 persone

- 4 uova
- 50 g di fesa di tacchino arrosto o bresaola di tacchino
- 4 cucchiai di formaggio fresco a basso contenuto di grassi
- Prezzemolo, timo, maggiorana
- 4 pomodori pelati
- 1/2 cipolla
- 1/2 costa di sedano
- 1/2 carota
- Sale e pepe q.b.

Preparate la salsa di pomodoro: nel mixer mettete i pelati, la cipolla, la carota e il sedano, sale e pepe. Frullate bene il tutto e fate cuocere per 10 minuti fino a ottenere una salsa compatta.

Separate i tuorli dagli albumi. In una ciotola sbattete i tuorli con le spezie, a parte montate gli albumi a neve ferma e uniteli ai tuorli delicatamente.

Foderate una teglia rettangolare non molto grande con carta da forno bagnata e ben strizzata; versatevi sopra le uova sbattute fino a raggiungere uno spessore di 2/3 mm.

Cuocete in forno preriscaldato a 200 °C per 10 minuti (fino a che il composto non è ben rappreso). Sfornate e rivoltate delicatamente la frittata su un altro pezzo di carta forno (non bagnata) e lasciatela raffreddare.

Spalmate sopra la frittata il formaggio e poi le fette di tacchino arrosto. Arrotolate fino a creare un grosso involtino che verrà chiuso nella pellicola trasparente a mo' di caramella. Mettete in frigo.

Passate circa 2 ore, togliete la pellicola trasparente e tagliate il rotolo a fette che verranno sistemate su un piatto. Condite con una salsina allo yogurt o con una salsa di pomodoro.

SPIEDINI DI POLLO ALL'INDIANA

Preparazione: 25 minuti
Cottura: 10 minuti
Tempo di marinatura (in frigorifero): 2 ore

Per 4 persone

- 800 g di petto di pollo
- 1 cipolla
- 1 spicchio d'aglio
- 20 g di zenzero fresco
- 2 cucchiai di succo di limone
- 100 g di yogurt naturale magro (allo 0% di grassi)
- 1/2 cucchiaio di coriandolo in polvere
- 1/2 cucchiaio di cumino (oppure di curcuma) in polvere
- 1 cucchiaino di garam masala*
- 2 cucchiai di coriandolo (oppure di prezzemolo) fresco tritato
- 1 cetriolo per decorare
- Sale e pepe q.b.

Tagliate il petto di pollo a bocconcini di circa 2 cm.

Sbucciate la cipolla e l'aglio e frullateli nel mixer. Aggiungete lo zenzero sbucciato e grattugiato, il succo del limone, il sale, lo yogurt, tutte le spezie e il coriandolo fresco e mescolate.

Lasciate marinare il pollo in questa salsa per 2 ore in frigorifero.

* Il garam masala è un mix di spezie tipiche della cucina indiana e pakistana. Si ottiene miscelando cannella, semi di cumino, coriandolo, baccelli di cardamomo, chiodi di garofano, grani di pepe nero e curcuma. Si acquista nei negozi di prodotti etnici.

Preparate gli spiedini e cuoceteli in forno sotto il grill per 8-10 minuti, rigirandoli spesso.

Servite gli spiedini accompagnati con il cetriolo, la cipolla e il succo di limone.

Terrina estiva

Preparazione: 30 minuti
Cottura: 1 ora
Tempo di riposo (in frigorifero): 4 ore

Per 8 persone
- 1 kg di fagiolini
- 1 carota
- 1 gambo di sedano
- 1 cipolla
- 5 steli di dragoncello fresco (oppure di maggiorana)
- 1/2 cucchiaino di origano essiccato
- 8 fette di «prosciutto» di pollo o di tacchino
- 4 uova
- 300 g di formaggio a basso apporto di grassi
- 1 cucchiaio di formaggio a pasta molle a base di latte scremato
- Brodo vegetale q.b.
- Sale e pepe q.b.

Cuocete nel brodo vegetale i fagiolini per 15 minuti.

Lavate la carota, pulite il sedano e sbucciate la cipolla; metteteli nel mixer e frullate.

Trasferite le verdure tritate in una padella antiaderente e fate cuocere a fuoco dolce per 10 minuti.

Scolate i fagiolini e tagliateli a pezzetti. Uniteli al trito di verdure e cuocete a fuoco dolce, sempre mescolando, fino a quando avranno completamente rilasciato la loro acqua.

A fuoco spento unite il dragoncello tritato e l'origano e mescolate.

Rivestite uno stampo da plumcake con un foglio di alluminio o di pellicola da cucina, oltrepassando i bordi dello stampo. Adagiatevi 6 fette di prosciutto rivestendo lo stampo e oltrepassando i bordi. Unite le verdure.

Preriscaldate il forno a 180 °C.

Sbattete le uova e amalgamate con i due tipi di formaggio, regolate di sale e pepe e versate il composto ottenuto sulle verdure.

Coprite con le fette di prosciutto che superano il bordo dello stampo e completate con le 2 fette rimanenti. Chiudete poi con le estremità del foglio di alluminio (o di pellicola).

Cuocete a bagnomaria in forno per 1 ora.

Lasciate riposare 4 ore in frigorifero prima di servire.

Zuppa di pollo ai funghi

Preparazione: 20 minuti
Cottura: 15 minuti

Per 4 persone
- 100 g di funghi (champignon)
- 1 spicchio d'aglio
- 1 cucchiaio di coriandolo (oppure di prezzemolo) fresco tritato
- 1 litro di brodo di pollo sgrassato
- 2 cucchiai di nuoc mam (salsa di pesce vietnamita, reperibile nei negozi di alimenti asiatici)
- 250 g di petto di pollo
- 2 scalogni
- Pepe q.b.
- Qualche goccia di olio extravergine d'oliva per ungere la padella antiaderente

Tagliate i funghi a fettine.

Frullate l'aglio con il coriandolo (o il prezzemolo), aromatizzate con il pepe e rosolate a fuoco medio per 1 minuto in una padella antiaderente leggermente oliata (e asciugata con carta da cucina).

In una casseruola portate il brodo a ebollizione, aggiungete i funghi, la salsa di pesce (facoltativa) e il composto di aglio frullato e rosolato. Coprite e cuocete per 5 minuti a fuoco dolce.

Affettate il petto di pollo, unitelo al brodo e cuocete ancora per qualche minuto.

Decorate con gli scalogni tagliati a fettine e servite.

Carni

ARROSTO DI VITELLO CON CIPOLLINE

Preparazione: 30 minuti
Cottura: 50 minuti

Per 4 persone

- 10 g di burro
- 2 carote (di medie dimensioni)
- 1 grossa cipolla
- 1 spicchio d'aglio
- 2 scalogni
- 1 kg di arrosto di vitello
- 20 cipolline
- 2 chiodi di garofano (oppure di bacche di ginepro)
- Sale e pepe q.b.

Preriscaldate il forno a 200 °C.

Ungete una teglia con un foglio di carta da cucina imbevuto d'olio extravergine d'oliva.

Sbucciate le carote, la cipolla, l'aglio e gli scalogni, affettateli e distribuiteli sul fondo della teglia. Adagiatevi sopra la carne, regolate di sale e pepe, bagnate con 100-150 ml di acqua e infornate per 20 minuti.

Nel frattempo sbucciate le cipolline.

Estraete la carne dal forno e adagiatela su un piatto caldo.

Filtrate il liquido di cottura.

Rimettete la carne e il liquido di cottura filtrato nella teglia, unite le cipolline (di cui due aromatizzate con i chiodi di garofano) e cuocete in forno a 180 °C per 30 minuti circa.

Servite subito.

Barchette di peperoni

Preparazione: 30 minuti
Cottura: 30 minuti

Per 4 persone
- 4 peperoni
- 1 melanzana piccola
- 2 pomodori da sugo
- 200 g di carne macinata magra
- 1 uovo
- Aglio, basilico, prezzemolo, origano
- Sale e pepe q.b.

Lavate i peperoni privandoli dei semi e tagliateli a metà.

Lavate la melanzana e tagliatela a cubetti piccoli.

In una ciotola mettete la melanzana tagliata, la carne macinata, l'uovo, i pomodori tagliati in piccoli pezzi, tutte le spezie, sale e pepe. Mescolate bene fino a ottenere un impasto uniforme e morbido. Con l'impasto ottenuto riempite le metà dei peperoni. Salate e pepate.

Su una teglia foderata con carta da forno, sistemate i peperoni e cuocete in forno preriscaldato a 200 °C per circa 30 minuti.

Bocconcini di manzo con verdure

Preparazione: 20 minuti
Cottura: 30 minuti

Per 1 persona
- 70 g di carote
- La parte bianca di 1 porro
- 70 g di gambi di sedano

- 250 g di filetto di manzo
- 1 mazzetto di erbe aromatiche a piacere
- 1/2 cipolla
- 1 chiodo di garofano
- Sale e pepe q.b.

Sbucciate le carote, pulite il porro e il sedano e tagliateli a pezzetti. Versate 1 litro di acqua in una casseruola, mettetevi il mazzetto di aromi, la mezza cipolla aromatizzata con il chiodo di garofano e le verdure a pezzetti. Regolate di sale e pepe e portate a ebollizione. Unite il manzo e cuocete a recipiente coperto per 30 minuti a fuoco medio.

Prelevate la carne, tagliatela a bocconcini e trasferiteli in un piatto da portata. Aggiungete le verdure disponendole con cura e servite.

Carne tritata all'ungherese

Preparazione: 15 minuti
Cottura: 9 minuti

Per 4 persone
- 6 piccoli cipollotti
- 1 peperone rosso
- 500 g di carne macinata magra
- 2 cucchiai di paprika
- 100 g di polpa di pomodoro
- 1 pizzico di pepe di Cayenna
- 1/2 limone
- 80 g di formaggio a basso apporto di grassi
- Sale e pepe q.b.
- Qualche goccia di olio extravergine d'oliva per ungere la padella antiaderente

Sbucciate e tritate i cipollotti.

Lavate il peperone, eliminate i semi e tagliatelo a dadini.

Cuocete per 5 minuti a fuoco dolce in una padella antiaderente leggermente oliata (e asciugata con carta da forno) i cipollotti e il peperone. Togliete le verdure, mettetele da parte e nella stessa padella cuocete la carne a fuoco vivo per 2 minuti mescolando sempre. Aggiungete la paprika, la polpa di pomodoro e le verdure cotte e proseguite la cottura per 2 minuti. Regolate di sale e pepe (incluso quello di Cayenna).

Spremete il limone e amalgamatelo al formaggio; a fuoco spento unitelo alla carne, mescolate e servite.

Carne tritata con zucchine

Preparazione: 20 minuti
Cottura: 35 minuti

Per 4 persone

- 1 kg di zucchine
- 500 g di carne magra di manzo tritata
- 400 g di polpa di pomodoro
- 1 spicchio d'aglio
- Alcune foglioline di prezzemolo fresco tritate
- Sale e pepe q.b.
- Alcune gocce di olio extravergine d'oliva per ungere la padella antiaderente

Pulite le zucchine, affettatele e cuocete a vapore per 20 minuti.

Nel frattempo saltate la carne per 10 minuti in una padella antiaderente leggermente oliata (e asciugata con carta da cucina), aggiungete la polpa di pomodoro, l'aglio, il prezzemolo, un pizzico di sale e di pepe e cuocete ancora per 5 minuti.

Servite la carne con le zucchine.

Chili con carne Dukan

Preparazione: 20 minuti
Cottura: 2 ore

Per 4 persone

- 600 g di carne macinata magra
- 2 peperoni rossi
- 1 cipolla
- 1 porzione di spezie per chili (in mancanze di queste spezie potrete utilizzare la salsa di tabasco... piccantissima!)
- 1 scatola di pomodori pelati
- Sale e pepe q.b.

In una pentola versate un bicchiere d'acqua e fate dorare la cipolla tagliata finemente. Aggiungete i due peperoni tagliati a striscioline. Amalgamate bene il tutto e quando i peperoni stanno un po' arrostendo aggiungete la carne macinata facendola ben rosolare con le verdure alzando il fuoco.

Abbassate il fuoco e aggiungete i pomodori pelati schiacciandoli con una forchetta. Aggiungete le spezie per chili o il tabasco.

Salate e pepate. Fate cuocere a fuoco lento per circa 2 ore girando di tanto in tanto per non far attaccare la carne (se necessario, aggiungete acqua).

Coniglio ai funghi

Preparazione: 15 minuti
Cottura: 45 minuti

Per 2 persone

- 400 g di coniglio tagliato a pezzi
- 1/2 cipolla

- 400 g di funghi freschi (champignon)
- 2 cucchiai di formaggio a basso apporto di grassi
- Prezzemolo tritato a piacere
- Sale e pepe q.b.
- Olio extravergine d'oliva per ungere la padella antiaderente

Rosolate il coniglio in una casseruola antiaderente leggermente oliata (e asciugata con carta da cucina). Aggiungete la cipolla affettata e i funghi tagliati a pezzi. Bagnate con acqua, regolate di sale e pepe e cuocete con un coperchio a fuoco dolce per 45 minuti.

Al termine della cottura unite il formaggio e mescolate.

Prima di servire insaporite con il prezzemolo tritato.

Coniglio in umido

Preparazione: 15 minuti
Cottura: 1 ora

Per 4 persone
- 800 g di coniglio a pezzi
- 2 coste di sedano
- 2 carote
- 2 cipolle
- 1 spicchio d'aglio
- 1 scatola piccola di pelati o passata di pomodoro
- Peperoncino
- Sale e pepe q.b.

Lavate bene sedano, carote e cipolle. Tagliateli in piccoli pezzi e metteteli in un tegame antiaderente con l'aglio tritato.

Cuocete per circa 10 minuti girando frequentemente e spolverate con sale, pepe e peperoncino. Durante la cottura aggiungete qualche cucchiaio di acqua.

Aggiungete il coniglio tagliato a pezzi e aggiustate con sale e pepe. Mescolate spesso e fate insaporire per circa 10 minuti. Mettete, se necessario, ancora acqua. Passati 10 minuti aggiungete il pomodoro, girate bene e fate cuocere per circa 40 minuti, mescolando regolarmente. Servite caldo.

Fegato al pomodoro

Preparazione: 20 minuti
Cottura: 20 minuti

Per 1 persona

- 1 fetta di fegato di vitello (100 g)
- 1 cipolla (media)
- 1 bel pomodoro
- 1/2 cucchiaino di origano (o di maggiorana) essiccato
- 1 cucchiaino di maizena
- Alcune foglioline di prezzemolo fresco
- Sale e pepe q.b.
- Alcune gocce di olio extravergine d'oliva per ungere la padella antiaderente

Tagliate il fegato in 3 o 4 piccole scaloppine.

Affettate la cipolla.

In una padella antiaderente leggermente oliata (e asciugata con carta da cucina) dorate la cipolla. Toglietela dalla padella e mettete da parte.

Nella stessa padella scaldate il pomodoro con l'origano. Tenete in caldo.

Impanate le scaloppine di fegato nella maizena, regolate di sale e pepe e cuocete a fuoco medio.

Adagiate il fegato su un piatto caldo, unite la salsa di pomodoro e la cipolla dorata, decorate con le foglioline di prezzemolo e servite.

Fettine alla pizzaiola

Preparazione: 10 minuti
Cottura: 20 minuti

Per 4 persone
- 4 fettine di vitellone
- 1 scatola piccola di pelati
- Aglio, basilico, prezzemolo, origano
- Sale e pepe q.b.

Mettete nel mixer pelati, aglio tritato, prezzemolo, basilico, origano, sale e pepe e frullate per 2 minuti.

Versate la salsa in una padella antiaderente, coprite con un coperchio e cuocete per 10 minuti a fiamma bassa, fino a ottenere una salsa un po' densa. A cottura ultimata immergetevi le fettine di vitellone e lasciatele cuocere a fuoco vivace per 5-8 minuti girandole una volta. Servite caldo guarnendo con prezzemolo.

Filetti di vitello al cartoccio

Preparazione: 15 minuti
Cottura: 16 minuti

Per 4 persone
- 1 cipolla
- 1 carota
- La parte bianca di 1 porro
- 4 filetti di vitello da 120 g l'uno
- 4 cucchiai di erbe aromatiche fresche tritate (prezzemolo, timo, erba cipollina)
- Sale e pepe q.b.

Preriscaldate il forno a 180 °C.

Sbucciate e affettate le verdure. Saltatele in padella, aggiungete 2 cucchiai di acqua e regolate di sale e pepe. Lasciate cuocere per 6 minuti a recipiente coperto.

Bagnate e strizzate 4 fogli di carta da forno, adagiatevi al centro le verdure, la carne e le erbe aromatiche. Chiudete i cartocci e infornate per 10 minuti.

Funghi ripieni

Preparazione: 30 minuti
Cottura: 30 minuti

Per 4 persone
- 10 funghi grandi
- 1 etto di carne macinata magra
- 50 g di prosciutto magro o bresaola di tacchino
- 1 uovo
- Aglio, prezzemolo, origano,
- Sale e pepe q.b.

Lavate e pulite bene i funghi, togliete i gambi e allargate delicatamente lo spazio dove era attaccato il gambo in modo che il ripieno entri più facilmente.

Mettete nel mixer i gambi dei funghi insieme all'aglio tritato, il prezzemolo, l'origano, il sale e il pepe. Frullate per 2 minuti.

Tritate finemente il prosciutto magro o la bresaola di tacchino.

In una ciotola mettete il composto ottenuto insieme alla carne macinata e al trito di prosciutto magro (o bresaola di tacchino). Girate bene fino a ottenere un impasto uniforme e morbido. Con l'impasto ottenuto riempite le cappelle dei funghi.

Adagiate su una teglia rivestita di carta forno e cuocete in forno preriscaldato a 200 °C per 30 minuti.

INSALATA DI YOGURT E POLLO ALLE ERBE

Preparazione: 15 minuti
Senza cottura

Per 2 persone
- 300 g di funghi (champignon)
- 1 ciuffo di ravanelli
- 4 fette di «prosciutto» di pollo alle erbe aromatiche
- 4 cetriolini sottaceto
- 1 vasetto di yogurt naturale magro (allo 0% di grassi)
- 1 spicchio d'aglio tritato
- 1 cucchiaino di senape
- Qualche ciuffo di prezzemolo
- Qualche stelo di erba cipollina
- Sale e pepe q.b.

Pulite i funghi e lavate i ravanelli. Tagliateli a cubetti e tenete da parte. Tagliate il «prosciutto» a dadini e aggiungete i cetriolini sottaceto affettati finemente. Tenete da parte.

Preparate la salsa amalgamando lo yogurt con l'aglio, la senape, il prezzemolo e l'erba cipollina tritati, il sale e il pepe.

Unite le verdure e il «prosciutto» alla salsa, mescolate e conservate in frigorifero fino al momento di servire.

INVOLTINI DI PROSCIUTTO ALLE ERBE AROMATICHE

Preparazione: 15 minuti
Senza cottura

Per 2 persone
- 50 g di ravanelli
- 50 g di cetrioli

- 1/2 pomodoro
- 2 scalogni
- 4 cetriolini sottaceto
- 3 o 4 steli di erba cipollina
- Alcune foglioline di prezzemolo
- 1 pizzico di dragoncello
- 250 g di formaggio a basso apporto di grassi
- 4 fette di «prosciutto» di pollo (oppure di tacchino)
- 1 uovo sodo
- Sale e pepe q.b.
- 1 ravanello per decorare

Lavate i ravanelli e tritateli grossolanamente con gli scalogni, i cetrioli e le erbe aromatiche, mescolate con il formaggio, regolate di sale e pepe e distribuite sulle fette di «prosciutto» di pollo.

Arrotolate formando 4 involtini e servitene 2 per piatto con 1/4 di pomodoro, l'uovo sodo a fettine, i cetriolini e 1 ravanello di decorazione.

Involtini di vitello al forno

Preparazione: 20 minuti
Cottura: 1 ora

Per 2 persone
- 2 uova sode
- 2 scaloppine di vitello da 100 g l'una
- 100 g di cipolla affettata
- 100 g di funghi (champignon) affettati
- 1 spicchio d'aglio
- Qualche rametto di timo
- 1 piccolo rametto di alloro
- 200-250 ml di salsa di pomodoro
- Sale e pepe q.b.

Affettate le uova e adagiatele sulle scaloppine, regolate di sale e chiudete a involtino. Trasferite gli involtini in una teglia e unite la cipolla, i funghi, il timo e l'alloro. Irrorate con la salsa di pomodoro, regolate di sale e pepe, coprite e cuocete in forno a 160 °C per 1 ora.

Tagliate gli involtini a metà e serviteli con le verdure e la salsa di pomodoro.

Manzo alla bourguignonne

Preparazione: 10 minuti
Cottura: 2 ore

Per 6 persone

- 1 dado da brodo di carne magro
- 250 ml di acqua bollente
- 500 g di carne di manzo magra tagliata a dadini
- 1 cucchiaino di maizena
- 1 cucchiaino di prezzemolo tritato
- 1 spicchio d'aglio affettato
- 1 foglia d'alloro
- 3 cipolle medie affettate
- 150 g di funghi (champignon)
- Sale e pepe q.b.
- Qualche goccia di olio extravergine d'oliva per ungere la padella antiaderente

Sciogliete il dado da brodo nell'acqua bollente.

Rosolate la carne in una padella antiaderente leggermente oliata (e asciugata con carta da cucina). Trasferitela in una teglia da forno e tenete da parte.

In un tegame stemperate la maizena nel brodo, regolate di sale e pepe e portate a ebollizione. Lasciate addensare.

Versate la salsa sulla carne aggiungendo acqua (se necessario) per coprirla.

Cuocete in forno a 160 °C per 2 ore.

Saltate a fuoco medio le cipolle e i funghi affettati in una padella antiaderente leggermente oliata e aggiungeteli alla carne a metà cottura.

Aromatizzate con il prezzemolo e servite.

MANZO CON VERDURE SALTATE

Preparazione: 30 minuti
Cottura: 5 minuti
Tempo di marinatura (in frigorifero): 30 minuti

Per 4 persone

- 500 g di carne di manzo
- 4-6 cucchiai di salsa di soia
- 1 cucchiaio di aceto di vino di xeres
- 1 cucchiaio di maizena
- 2-3 cipolle bianche
- 1 peperone verde
- 2 carote
- 1 cucchiaino di dolcificante sintetico liquido
- Pepe q.b.
- Qualche goccia di olio extravergine d'oliva per ungere la padella antiaderente

Tagliate la carne a fettine. Trasferitele in un contenitore con la salsa di soia, l'aceto e la maizena, mescolate e lasciate marinare per 30 minuti in frigorifero.

In una padella antiaderente saltate per 1 minuto a fuoco vivo la carne sgocciolata dalla marinata. Tenete in caldo.

Affettate le cipolle. Pulite il peperone e tagliatelo a striscioline. Pulite le carote e affettatele.

Saltate per 3 minuti le verdure in una padella antiaderente leggermente oliata (e asciugata con carta da cucina), aggiungete la marinata, la carne e il dolcificante. Aromatizzate con il pepe, mescolate e cuocete a fuoco medio per 1 minuto.

Servite subito.

Millefoglie di melanzane alla cretese

Preparazione: 20 minuti
Cottura: 30 minuti

Per 2 persone

- 600 g di carne di manzo tritata
- 2 spicchi d'aglio
- 15 foglioline di menta (oppure di basilico fresco)
- 400 g di polpa di pomodoro
- 2 melanzane
- 200 g di yogurt naturale magro (allo 0% di grassi)
- Sale e pepe q.b.
- Qualche goccia di olio extravergine d'oliva per ungere la padella antiaderente

Saltate in padella la carne tritata, aggiungete l'aglio schiacciato, le foglioline di menta spezzettate (in alternativa alla menta potete utilizzare il basilico fresco a fine cottura) e la polpa di pomodoro. Coprite e cuocete per 20 minuti, mescolando di tanto in tanto.

Lavate e tagliate longitudinalmente le melanzane (1 cm di spessore) e saltatele per 3 minuti a fuoco medio in una padella leggermente oliata (e asciugata con carta da cucina). Adagiatele su un foglio di carta da cucina e tenetele in caldo.

Versate lo yogurt sulla carne, mescolate e regolate di sale e pepe.

In una teglia da forno alternate uno strato di melanzane con uno di carne e salsa e terminate con uno strato di melanzane. Infornate a 200 °C per 5 minuti.

Servite ben caldo.

MUSSAKA DI ZUCCHINE ALLA TURCA

Preparazione: 40 minuti
Cottura: 45 minuti

Per 2 persone

- 400 g di zucchine tagliate a rotelle
- 200 g di carne macinata magra di vitello
- 2 cipolle affettate sottili
- 3 pomodori maturi pelati e privati dei semi
- 3 cucchiai di prezzemolo tritato
- 1/2 bicchiere di brodo magro
- Sale e pepe q.b.

In una padella antiaderente fate appassire le cipolle con un po' di brodo magro a fuoco moderato. Unite la carne, salate, pepate e lasciate insaporire per 5 minuti, aggiungete i pomodori tagliati a pezzetti, il prezzemolo e cuocete a fuoco vivace per 8-10 minuti.

Su una teglia foderata con carta forno, componete un primo strato con la metà delle zucchine, distribuitevi sopra la carne e componete un secondo strato con le zucchine rimanenti. Salate e pepate.

Cuocete in forno preriscaldato a 180 °C per circa 30 minuti.

Servite caldo o freddo.

Si può accompagnare con una salsina di yogurt insaporito con aglio pestato, un pizzico di sale e 2 prese di menta secca in polvere.

Ossobuco con carote e scorza di arancia

Preparazione: 15 minuti
Cottura: 1 ora e 30 minuti

Per 4 persone

- 1 garretto di vitello da 1 kg tagliato a rondelle
- 1 kg di carote
- 1 limone
- La scorza di 1 arancia non trattata
- 8 cucchiaini di concentrato di pomodoro
- 500 ml di acqua calda
- 1 pizzico di origano
- Sale e pepe q.b.

Dorate le rondelle di vitello sotto il grill del forno per 7-8 minuti a 150 °C.

Sbucciate e lavate le carote, affettatele e mettetele in una casseruola con il succo e la scorza del limone e quella dell'arancia.

Diluite il concentrato di pomodoro nell'acqua calda e versate sulle carote, aromatizzate con l'origano, regolate di sale e pepe e cuocete a fuoco medio per alcuni minuti.

Unite il vitello, coprite con un coperchio e cuocete a fuoco dolce per 1 ora e 30 minuti.

Pasticcio di carne con funghi ed erbe aromatiche

Preparazione: 20 minuti
Cottura: 50 minuti

Per 4 persone

- 400 g di carne magra di manzo
- 400 g di carne magra di vitello

- 2 uova
- 1 cipolla
- 1 spicchio d'aglio
- 150 g di funghi (champignon)
- Erbe aromatiche (timo, rosmarino e prezzemolo)
- Sale e pepe q.b.
- Qualche goccia di olio extravergine d'oliva per ungere la padella antiaderente

Tritate la carne di manzo e di vitello, mescolatela con le uova, la cipolla affettata e l'aglio sbucciato, regolate di sale e pepe e profumate con le erbe aromatiche tritate.

In un tegame leggermente oliato (e asciugato con carta da cucina) cuocete dolcemente i funghi affettati e uniteli al composto di carne. Trasferite in uno stampo da plumcake. Infornate per 45-50 minuti a 180 °C.

Servite caldo o freddo.

PASTICCIO DI CAVOLFIORE

Preparazione: 20 minuti
Cottura: 45 minuti

Per 6 persone
- 1,2 kg di cavolfiore
- 600 g di carne macinata
- 1 cipolla affettata
- 2 spicchi d'aglio affettati
- 1 mazzetto di prezzemolo
- Sale e pepe q.b.

Cuocete il cavolfiore per 15 minuti a vapore.

Mettetelo nel mixer e frullate. Tenete da parte.

Mescolate la carne con la cipolla, l'aglio, il prezzemolo tritato, un pizzico di sale e di pepe.

In una teglia fate uno strato con il composto di carne e uno con il cavolfiore frullato. Infornate per 30 minuti a 180 °C.

Pasticcio di vitello allo yogurt

Preparazione: 10 minuti
Cottura: 1 ora

Per 2-3 persone
- 750 g di carne di vitello tritata
- 400 g di carote grattugiate
- 1 cipolla tritata
- 1 spicchio d'aglio tritato
- 200 g di funghi (champignon) tritati
- 2 vasetti di yogurt naturale magro (allo 0% di grassi)

Mescolate tutti gli ingredienti e trasferiteli in uno stampo da plumcake. Cuocete in forno per 1 ora a 180 °C.

Il pasticcio può essere gustato caldo o freddo.

Pizza di carne «Bella Napoli»

Preparazione: 20 minuti
Cottura: 20 minuti

Per 2 persone
- 400 g di carne macinata
- 1 uovo
- 1 cucchiaio di crusca d'avena
- 3-4 pomodori maturi

- Sale, pepe, origano
- Formaggio magro

In una ciotola mettete la carne macinata, l'uovo, la crusca, sale e pepe. Amalgamate bene tutti gli ingredienti fino a ottenere un impasto uniforme e cremoso. Foderate una teglia con carta da forno bagnata e ben strizzata e sistematevi il composto di carne allargandolo come una pizza alta 2 cm. Tagliate a pezzettini i pomodori e cospargeteli sulla pizza di carne. Spolverate con sale, pepe e origano.

Cuocete in forno preriscaldato a 200 °C per 20 minuti. Servite caldo guarnendo la pizza con dei ciuffetti di formaggio magro.

Polpette di carne alla messicana

Preparazione: 20 minuti
Cottura: 8 minuti

Per 1 persona
- 250 g di carne tritata
- 4 pizzichi di spezie miste messicane (oppure di peperoncino essiccato)
- 2 pomodori di medie dimensioni
- Qualche goccia di olio extravergine d'oliva per ungere la padella antiaderente

Preparate le polpette mescolando la carne con metà delle spezie. Cuocete a fuoco vivo in una padella antiaderente leggermente oliata (e asciugata con carta da cucina) fino a quando risulteranno croccanti in superficie.

Cuocete per pochi minuti a fuoco dolce i pomodori sbucciati e tagliati a dadini, insaporite con le spezie rimanenti e mescolate.

Servite le polpette con la salsa di pomodoro.

Rotolini di omelette al manzo

Preparazione: 30 minuti
Cottura: 15 minuti
Tempo di marinatura (in frigorifero): 3 ore oppure 1 notte

Per 4 persone

- 700 g di carne di manzo tagliata a fettine sottili
- 2 cucchiai di salsa di soia
- 2 spicchi d'aglio sbucciati
- 1 cucchiaio di zenzero fresco grattugiato
- 10 uova
- 60 ml di acqua
- 1 grossa cipolla affettata
- 1 carota affettata
- 120 g di germogli di soia
- 6 steli di erba cipollina

Mescolate la carne con la metà della salsa di soia, l'aglio e lo zenzero. Coprite e lasciate riposare in frigorifero per 3 ore oppure 1 notte.

Sbattete le uova con l'acqua e cuocete 8 omelette in una padella antiaderente. Tenete in caldo.

In un'altra padella antiaderente rosolate la carne con la cipolla, versate l'altro cucchiaio di salsa di soia e portate a ebollizione. Unite la carota e saltate in padella fino a quando sarà tenera. Aggiungete i germogli di soia e l'erba cipollina sminuzzata e mescolate bene.

Distribuite il composto di carne e verdure sulle omelette, arrotolatele a involtino e tagliatele a metà. Servite subito.

Scaloppine di vitello con carote grattugiate al limone

Preparazione: 15 minuti
Cottura: 10 minuti

Per 4 persone

- 500 g di carote sbucciate e grattugiate grossolanamente
- 4 scaloppine di vitello
- Il succo e la scorza di 1 limone non trattato
- Qualche goccia di olio extravergine d'oliva per ungere la padella antiaderente

Fate sbollentare le carote in una casseruola piena d'acqua.

Sgocciolatele e unitele alla scorza del limone. Trasferitele poi in una padella antiaderente, coprite con carta da forno e cuocete per pochi minuti a fuoco basso.

Eliminate la carta da forno e irrorate con il succo di limone.

In una padella leggermente oliata (e asciugata con carta da cucina), rosolate le scaloppine a fuoco dolce per 7-8 minuti, versate il sugo di cottura delle carote e lasciate addensare.

Servite ben caldo.

Spezzatino alla cacciatora con funghi

Preparazione: 40 minuti
Cottura: 1 ora

Per 2 persone

- 400 g di polpa di vitellone magro
- 500 g di funghi
- Brodo magro
- 2 cucchiai d'aceto
- Prezzemolo, aglio, rosmarino, sale e pepe

Pulite, lavate bene i funghi e tagliateli a fettine. Adagiateli in una padella, coprite e fate cuocere a fuoco vivace, fino all'eliminazione completa dell'acqua (10-15 minuti). Scolate e mettete i funghi in un piatto.

Tagliate a cubetti la polpa di vitellone. In una padella ben calda, mettete uno spicchio d'aglio, un rametto di rosmarino, lo spezzatino, il sale, il pepe e girate velocemente facendo rosolare per 2-3 minuti. Aggiungete 1/2 bicchiere di acqua calda o brodo magro con 2 cucchiai di aceto, poi girate e fate cuocere a recipiente coperto per 30 minuti, rigirando di tanto in tanto. Se il liquido si dovesse asciugare troppo, aggiungete altra acqua o brodo caldi. 5 minuti prima di spegnere il fuoco, aggiungete i funghi e lasciate insaporire insieme allo spezzatino. Regolate, se necessario, con sale e pepe.

Servite caldo.

Spezzatino di manzo ai due peperoni

Preparazione: 20 minuti
Cottura: 30 minuti

Per 3 persone

- 450 g di carne di manzo tagliata a cubetti
- 1/2 cipolla tritata
- 1 spicchio d'aglio tritato
- 1 cucchiaio di concentrato di pomodoro
- 500 ml di brodo di manzo
- 1 peperone verde
- 1 peperone rosso
- 1 carota
- 1 rapa
- 1 cucchiaio di fecola di patate
- 2 cucchiai di acqua
- Sale e pepe q.b.

In una casseruola saltate la carne a fuoco vivo, aggiungete la cipolla e l'aglio e proseguite la cottura per 1 minuto mescolando continuamente. Unite il concentrato di pomodoro e il brodo, regolate di sale e pepe e portate a ebollizione. Cuocete per 20 minuti a fuoco dolce e a recipiente coperto.

Nel frattempo pulite i peperoni, la carota e la rapa e tagliateli a pezzetti, aggiungeteli alla carne e proseguite la cottura per altri 5 minuti. Unite poi la fecola diluita in acqua tiepida. Cuocete per altri 3 minuti e servite.

SPIEDINI DI MANZO E VERDURE CON SALSA DI POMODORO

Preparazione: 20 minuti
Cottura: 10 minuti

Per 3 persone

- 500 g di pomodori
- 1 spicchio d'aglio sbucciato
- 600 g di carne magra di manzo
- 200 g di peperoni
- 200 g di cipolle
- Il succo di 1 limone
- Sale aromatizzato al sedano
- Sale aromatizzato al dragoncello
- Sale e pepe q.b.
- Prezzemolo per decorare

Sbucciate i pomodori, eliminate i semi e tagliateli a pezzettini, trasferiteli in una padella antiaderente, aromatizzate con l'aglio, regolate di sale e pepe e cuocete per pochi minuti a fuoco dolce. Tenete da parte.

Tagliate la carne, i peperoni e le cipolle a pezzi e infilateli, alternandoli, negli spiedini. Cuoceteli per 12 minuti sotto il grill del forno oppure al barbecue.

Al momento di servire, adagiate gli spiedini nei piatti, irrorate con il succo di limone e profumate con i due tipi di sale aromatizzato. Versate su ciascun piatto un po' di salsa di pomodoro e decorate con il prezzemolo.

Vitel tonné

Preparazione: 30 minuti
Cottura: 1 ora

Per 3 persone
- 400 g di polpa di vitellone magra
- 1 scatoletta di tonno al naturale (80 g)
- 3 cucchiai di formaggio fresco a basso apporto di grassi
- Prezzemolo, aglio, capperi
- 3 o 4 cetriolini per decorare
- Sale e pepe q.b.

In un tegame alto, stretto e ben caldo, rosolate velocemente il vitellone girandolo di continuo. Aggiungete 2 bicchieri di acqua calda o di brodo magro con l'aggiunta di 4 cucchiai di aceto. Coprite il tegame con un coperchio e cuocete a fuoco dolce per circa 1 ora (quando la forchetta penetra facilmente nella carne è segno che l'arrosto è cotto). Se il liquido di cottura dovesse asciugarsi troppo, aggiungete altro brodo caldo.

A cottura ultimata, adagiate l'arrosto su un piatto e lasciatelo raffreddare.

Per la salsa: mettete nel mixer il tonno ben sgocciolato, i capperi, l'aglio tritato, il prezzemolo e i 3 cucchiai di formaggio fresco, frullate fino a ottenere una salsina cremosa e vellutata.

Tagliate l'arrosto a fettine e disponetelo su un piatto di portata, ricopritelo con la salsa e guarnite con 3 o 4 cetriolini.

ZUCCHINE FARCITE

Preparazione: 10 minuti
Cottura: 30 minuti

Per 4 persone

- 4 zucchine
- 500 g di carne magra tritata
- 1 confezione di salsa verde messicana (salsa di pomodori verdi piccante)
- 200 g di formaggio a basso apporto di grassi
- Sale e pepe q.b.

Tagliate le zucchine a metà in senso longitudinale ed eliminate un po' di polpa. Regolate di sale e pepe e tenete da parte.

Mescolate la carne con la salsa messicana e il formaggio.

Riempite le zucchine con questo composto.

Infornate per 30 minuti a 180 °C.

Uova

Cavolfiore Mimosa

Preparazione: 20 minuti
Cottura: 15 minuti

Per 3 persone
- 1 cavolfiore di circa 700 g
- 3 uova
- 3 cucchiai di formaggio fresco magro
- Sale e pepe q.b.

Lavate bene il cavolfiore e cuocetelo al vapore per 10-15 minuti. Scolatelo e lasciatelo raffreddare.

Rassodate le uova, fatele raffreddare, separate il tuorlo dall'albume e tritate il tuorlo finemente.

Come comporre il piatto: mettete le cime del cavolfiore su un piatto, ricopritele con il rosso dell'uovo sodo tritato e decorate con qualche fiocchetto di formaggio fresco.

Salate e pepate a piacere.

Cocottine di uova con pomodori al basilico

Preparazione: 10 minuti
Cottura: 40 minuti

Per 2 persone
- 4 uova
- 500 ml di latte scremato
- 1 pizzico di noce moscata (oppure di curry)
- 6 pomodori
- Qualche fogliolina di basilico
- Sale e pepe q.b.

Preriscaldate il forno a 180 °C.

Sbattete le uova con il latte, insaporite con sale e pepe e la noce moscata (oppure il curry).

Versate in 2 cocottine e cuocete a bagnomaria per 40 minuti.

Nel frattempo, immergete per pochi secondi i pomodori in acqua bollente, sbucciateli, tagliateli a piccoli dadini, profumateli con il basilico, mescolate e serviteli con gli sformatini di uova.

Crocchette di zucchine

Preparazione: 15 minuti
Cottura: 4 minuti

Per 1 persona

- 2 zucchine
- 1 uovo
- 4 cucchiai di maizena
- Sale e pepe q.b.
- Qualche goccia di olio extravergine d'oliva per ungere la padella antiaderente

Lavate le zucchine, tritatele e mettetele a riposare per 1 ora con 1 cucchiaio di sale.

Sgocciolatele e aggiungete l'uovo, il pepe e la maizena. Mescolate omogeneamente e formate alcune crocchette.

Cuocete a fuoco medio in una padella leggermente oliata (e asciugata con carta da cucina).

FRITTATA DI ALBUMI CON ZUCCHINE

Preparazione: 15 minuti
Cottura: 4-5 minuti

Per 3 persone
- 6 albumi
- 6 zucchine
- 1 spicchio d'aglio
- Qualche fogliolina di prezzemolo fresco
- Sale e pepe q.b.
- Qualche goccia di olio extravergine d'oliva per ungere la padella antiaderente

Montate gli albumi a neve.

Tritate le zucchine, mescolatele con l'aglio e il prezzemolo tritato, regolate di sale e pepe e unite delicatamente gli albumi.

In una padella antiaderente leggermente oliata (e asciugata con carta da cucina) cuocete la fritta a fuoco medio.

FRITTATA DI TONNO CON ZUCCHINE

Preparazione: 20 minuti
Cottura: 10 minuti

Per 4 persone
- 3 zucchine
- 1 cipolla bianca
- 6 uova
- 1 scatoletta di tonno al naturale
- 2 cucchiai di aceto balsamico
- Sale e pepe q.b.

Lavate e tagliate le zucchine a dadini, sbucciate e affettate la cipolla.

Fate cuocere le zucchine e la cipolla a vapore, oppure in brodo vegetale, a fuoco medio.

Regolate di sale e pepe.

Sbattete le uova con un pizzico di sale e di pepe, unite il tonno spezzettato e le zucchine con la cipolla.

Versate in una padella antiaderente, coprite con un coperchio e cuocete a fuoco dolce per 10 minuti.

Lasciate raffreddare e servite dopo aver irrorato con l'aceto balsamico.

Indivia gratinata

Preparazione: 20 minuti
Cottura: 10 minuti

Per 2 persone

- 2 cipolle
- 400 g di indivia
- 3 uova sode
- 400 ml di salsa di pomodoro
- Sale e pepe q.b.

Dorate le cipolle affettate in una padella antiaderente, aggiungete l'indivia cotta a vapore e mescolate.

Frullate le uova sode (oppure tritatele).

In una teglia rivestita con carta da forno adagiate il composto di indivia e cipolle, distribuitevi le uova frullate e completate irrorando con la salsa di pomodoro (regolata di sale e pepe).

Gratinate in forno a 200 °C per 10 minuti.

Melanzane profumate al forno

Preparazione: 20 minuti
Cottura: 30 minuti
Tempo di riposo (in frigorifero): 30 minuti

Per 2 persone
- 400 g di melanzane
- 3 uova
- 200 ml di latte scremato
- Noce moscata (oppure coriandolo in polvere) a piacere
- Qualche rametto di timo e di rosmarino
- Sale e pepe q.b.

Lavate e sbucciate le melanzane, affettatele, salate e lasciatele sgocciolare nel colapasta per 30 minuti. Sciacquatele e asciugatele.

Preriscaldate il forno a 150 °C.

Sbattete le uova con sale e pepe, unite il latte e aromatizzate con la noce moscata (oppure il coriandolo). Profumate con il timo e il rosmarino e amalgamate.

In una teglia rivestita con carta da forno adagiate le melanzane e coprite con il composto di uova e latte.

Infornate per 30 minuti.

Nastri di omelette alle acciughe

Preparazione: 15 minuti
Cottura: 10 minuti

Per 2 persone
- 3 pomodori
- 8 acciughe dissalate
- 1 cucchiaio di capperi

- 10 steli di erba cipollina
- Alcune foglioline di coriandolo e di prezzemolo fresco
- 8 uova
- 2 cucchiai di latte scremato
- 6 pomodori secchi
- Pepe q.b.

Lavate e tagliate i pomodori a spicchi. Cuoceteli in una padella antiaderente a fuoco medio per 5 minuti con le acciughe sminuzzate e i capperi.

Lavate e tritate le erbe aromatiche e unitele alle uova sbattute con il latte; aromatizzate con il pepe e preparate due omelette di circa 5 mm di spessore.

Lasciatele raffreddare e tagliate a strisce di 2 cm di larghezza.

Distribuite le strisce di omelette nei piatti assieme ai pomodori con le acciughe e i capperi. Decorate con i pomodori secchi e servite.

NIDI DI POMODORI

Preparazione: 15 minuti
Cottura: 30 minuti

Per 4 persone
- 8 pomodori
- 4 uova
- 200 g di prosciutto crudo sgrassato
- Basilico fresco a piacere
- Sale e pepe q.b.

Preriscaldate il forno a 160-180 °C.

Lavate i pomodori. Tagliateli a metà. Svuotateli, salate e capovolgeteli per farli sgocciolare.

Sbattete le uova, regolate di sale e pepe, aggiungete il prosciutto tagliato a striscioline e il basilico fresco spezzettato. Mescolate bene.

Riempite i pomodori con il composto ottenuto, adagiateli in una teglia e infornate per 25-30 minuti.

Plumcake di formaggio alle erbe

Preparazione: 10 minuti
Cottura: 30 minuti

Per 2 persone
- 50 g di acetosella
- 50 g di basilico fresco
- 50 g di tarassaco
- 500 g di formaggio fresco (tipo ricotta) a basso apporto di grassi
- 1 cucchiaio di latte scremato
- 2 uova
- 1 pizzico di cannella in polvere
- Sale e pepe q.b.

Lavate e pulite l'acetosella, il basilico e il tarassaco e tritateli finemente.

In una terrina amalgamate il formaggio con il latte e le uova fino a ottenere una crema liscia e omogenea. Unite le erbe, la cannella e 1 pizzico di sale e pepe.

Trasferite in uno stampo da plumcake o una tortiera e infornate a 180 °C per 30 minuti.

Servite caldo o tiepido.

Sformato di indivia

Preparazione: 15 minuti
Cottura: 10-15 minuti

Per 4 persone
- 1 kg di indivia
- 2 uova
- 150 ml di latte scremato
- 1 pizzico di noce moscata (oppure di curry)
- Sale e pepe q.b.

Pulite l'indivia, lavatela e cuocetela per 2 minuti in acqua bollente con un pizzico di sale.

Scolatela e lasciatela sgocciolare.

Sbattete le uova con il latte scremato, regolate di sale e pepe e profumate con la noce moscata (o il curry).

Rivestite con carta da forno una teglia a bordi alti, adagiatevi l'insalata, versate il composto di uova e latte e infornate a 150 °C per 15 minuti circa.

Sformato di verdure

Preparazione: 10 minuti
Cottura: 15 minuti

Per 2 persone
- 4 uova
- 1 pizzico di noce moscata (oppure di curcuma)
- 500 ml di latte scremato
- 1 cucchiaio di erbe aromatiche tritate (a piacere)
- 200 g di verdure tagliate a dadini (pomodori, zucchine, broccoli, melanzane, carote)
- Sale e pepe q.b.

Sbattete le uova con la noce moscata (oppure la curcuma), le erbe aromatiche, il sale, il pepe e il latte tiepido.

Aggiungete le verdure, mescolate e cuocete in forno a bagnomaria per 15 minuti a 180 °C.

Sformato di zucchine al prosciutto

Preparazione: 25 minuti
Cottura: 15 minuti

Per 4 persone

- 100 g di prosciutto crudo sgrassato
- 500 g di zucchine
- 4 uova
- 1 formaggino cremoso tipo petit suisse a basso apporto di grassi (oppure 125 g di ricotta fresca)
- 1 cucchiaio di formaggio a pasta molle a base di latte scremato
- 1 pizzico di noce moscata (oppure di curcuma)
- 1 cucchiaio di maizena
- 4 cucchiai di latte scremato
- Sale e pepe q.b.

Mettete nel mixer il prosciutto e frullatelo.

Sbucciate le zucchine e affettatele finemente. Mettetele in un contenitore per forno a microonde e cuocete nel microonde con un po' di acqua per 5 minuti a potenza massima.

Scolatele, lasciatele sgocciolare e mescolatele con le uova, un pizzico di sale e pepe, il prosciutto, i due tipi di formaggio e la noce moscata (o la curcuma).

Stemperate la maizena in acqua fredda e unitela al latte caldo, mescolate e versate nel composto di uova e zucchine.

Trasferite il tutto in uno stampo rivestito con pellicola da cucina (per microonde), coprite con la pellicola e cuocete in forno a microonde per 15 minuti a potenza media.

Verificate la cottura e lasciate riposare 5 minuti a temperatura ambiente prima di servire.

Soufflé ai funghi

Preparazione: 15 minuti
Cottura: 10 minuti

Per 1 persona

- 150 g di funghi (champignon)
- 2 albumi e 1 tuorlo
- 3 cucchiai di formaggio a basso apporto di grassi
- Sale e pepe q.b.

Preriscaldate il forno a 180 °C.

Cuocete per 2 minuti i funghi in acqua bollente, scolateli e frullateli. Mescolateli con il tuorlo, il formaggio e i 2 albumi montati a neve. Regolate di sale e pepe e versate in un piccolo stampo.

Infornate per 10 minuti.

Torta alsaziana

Preparazione: 15 minuti
Cottura: 30 minuti

Per 4 persone

- 35 g di maizena
- 2 uova
- 200 g di formaggio a basso apporto di grassi
- 250 g di cipollotti

- 200 g di prosciutto cotto sgrassato e tritato
- 2 pomodori
- 90 g di formaggio a pasta molle a base di latte scremato
- Sale e pepe q.b.

Separate i tuorli dagli albumi.

Amalgamate la maizena con i tuorli e il formaggio, unite gli albumi montati a neve e mescolate delicatamente.

Versate il tutto in una teglia antiaderente, aggiungete i cipollotti affettati, il prosciutto tritato, i pomodori tagliati a fettine e il formaggio a pasta molle. Regolate di sale e pepe e infornate a 160-180 °C per 25-30 minuti.

Servite la torta calda o fredda.

Torta di verdure

Preparazione: 15 minuti
Cottura: 40 minuti

Per 2 persone
- 1 peperone piccolo
- 1 zucchina
- 4 grossi funghi (champignon)
- 1 piccola cipolla
- 3 uova
- 700 ml di latte scremato
- 1 bustina di lievito
- Sale e pepe q.b.

Preriscaldate il forno a 160-180 °C.

Lavate e tagliate a pezzetti il peperone, la zucchina, i funghi e la cipolla. Tenete da parte.

Sbattete le uova e amalgamatele con il latte e il lievito. Regolate di sale e pepe e unite le verdure al composto.

Versate in uno stampo antiaderente e infornate per circa 40 minuti.

Tortino di uova con verdure

Preparazione: 10 minuti
Cottura: 15 minuti

Per 4 persone
- 4 uova
- 2 cipolle
- 1 hg di fagiolini freschi
- 2 carote
- 4 hg di funghi
- Dado
- Basilico, prezzemolo
- Sale e pepe q.b.

Cuocete le cipolle, le carote e i fagiolini in modo che risultino al dente, scolate le verdure e lasciatele raffreddare.

Pulite e lavate i funghi, tagliateli a fette, metteteli in una padella coperta e a fuoco vivo fate uscire tutta l'acqua. Scolateli e fateli raffreddare.

In una ciotola sbattete i tuorli con le spezie e, a parte, montate a neve gli albumi e uniteli delicatamente ai tuorli.

Foderate una teglia da plumcake con carta da forno bagnata e ben strizzata, fate un primo strato di fagiolini tagliati a metà, in seguito un altro di carote a rondelle, di cipolle a fette sottili e per ultimo uno strato di funghi. Versate le uova sbattute sulle verdure e mettete in forno preriscaldato a 180 °C per 15 minuti fino a che l'uovo si sia ben rappreso.

Togliete dal forno e lasciate raffreddare.

Separate il tortino dalla teglia e dalla carta e tagliatelo a fette.

Si può mangiare al naturale o accompagnato da una salsa allo yogurt magro insaporito con una punta di senape oppure spalmando le fette con formaggio fresco a basso apporto di grassi.

ZUPPA DI ACETOSELLA E PORRI

Preparazione: 35 minuti
Cottura: 20 minuti

Per 4 persone
- 2 uova sode
- 1 cipolla
- La parte bianca di 2 porri
- 5-6 foglie di lattuga
- 1 mazzetto di acetosella
- 250 g di spinaci
- 2 dadi da brodo di pollo sgrassato
- 3 steli di erba cipollina
- 1 pizzico di cerfoglio
- Sale e pepe q.b.
- Qualche goccia di olio extravergine d'oliva per ungere la padella antiaderente

Sbucciate e tritate la cipolla.

Pulite e affettate i porri, tagliate a striscioline la lattuga, l'acetosella e gli spinaci.

In una padella leggermente unta (e asciugata con carta da forno) rosolate a fuoco medio la cipolla e i porri, aggiungete le altre verdure e fate cuocere per 5 minuti a fuoco dolce.

Versate 1 litro di acqua calda, regolate di sale e pepe e unite i dadi da brodo. Proseguite la cottura per 10 minuti a fuoco medio.

Nel frattempo mettete nel mixer le uova sode e frullatele.

Servite la zuppa con le uova frullate e le erbe aromatiche tritate.

Pesce e frutti di mare

Ali di razza allo zafferano

Preparazione: 20 minuti
Cottura: 45 minuti

Per 2 persone

- Le parti bianche di 2 porri
- 2 carote
- 2 gambi di sedano
- 1 cipolla aromatizzata con 1 chiodo di garofano
- 1 mazzetto di erbe aromatiche miste a piacere
- Alcuni stigmi di zafferano (oppure 1 bustina di zafferano in polvere)
- Ali di razza (400 g circa)
- Sale e pepe in grani q.b.
- Prezzemolo fresco tritato per decorare

Sbucciate e lavate le verdure. Tagliatele a pezzetti e cuocete in 1 litro di acqua bollente con 1 pizzico di sale per 10 minuti. Aggiungete la cipolla, il mazzetto di erbe aromatiche, 5 grani di pepe e lo zafferano, e proseguite la cottura a fuoco dolce e recipiente coperto per 25 minuti. Scolate le verdure e immergete le ali di razza nel brodo in ebollizione. Cuocete per 10 minuti.

Servite il pesce con le verdure dopo aver irrorato con un mestolo di brodo e decorato con prezzemolo fresco tritato.

Antipasto di pesce con verdure e crema al formaggio

Preparazione: 30 minuti
Senza cottura

Per 6 persone

- 1 cetriolo

- 3 carote
- 1 mazzetto di ravanelli
- 1 finocchio
- Qualche gambo di sedano
- 200 g di gamberetti
- 200 g di polpa di granchio (oppure di surimi)

Per la crema:
- 250 g di formaggio a basso apporto di grassi
- Basilico, dragoncello e prezzemolo fresco a piacere
- Sale e pepe q.b.

Sbucciate, lavate e tagliate le verdure a bastoncino. Sgusciate i gamberetti. Preparate la crema amalgamando il formaggio con le erbe aromatiche tritate e 1 pizzico di sale e pepe.

Servite il pesce con le verdure e la crema di formaggio.

Asparagi al surimi

Preparazione: 10 minuti
Senza cottura

Per 2 persone
- 500 g di asparagi freschi cotti in un brodo vegetale
- 2 pomodori
- 10 bastoncini di surimi oppure 200 g di polpa di granchio
- 4 uova sode
- 1 lattuga
- Vinaigrette Dukan*

Preparate la salsa vinaigrette Dukan.

In una terrina mettete gli asparagi e i pomodori tagliati a dadini, unite il surimi affettato (oppure la polpa di granchio lavorata con una forchetta) e mescolate.

Tagliate le uova sode a metà.

Pulite la lattuga e tenete da parte le foglie più belle.

Servite il composto di verdure e pesce sulle foglie di lattuga, condite con la vinaigrette e decorate con le uova.

* Si ottiene mescolando 1 cucchiaio di senape, 5 cucchiai di aceto balsamico (oppure di vino), 1 cucchiaio di acqua minerale frizzante e 1 cucchiaino di olio di vaselina. Se lo gradite, aggiungete aglio e basilico a piacere.

Capesante marinate con verdure grigliate

Preparazione: 10 minuti
Cottura: 25 minuti
Tempo di marinatura (in frigorifero): 1 ora

Per 2 persone

- 1 limone non trattato
- 2 cucchiai di coriandolo (oppure di prezzemolo) fresco
- 16 capesante senza la conchiglia
- 1 melanzana
- 2 zucchine
- 4 cucchiai di polpa di pomodoro (oppure di pomodori sbucciati e tagliati a dadini)
- Sale e pepe q.b.

Lavate il limone. Prelevate la scorza e spremete il succo.

Preparate una marinata mescolando la scorza e il succo del limone, il coriandolo (oppure il prezzemolo) tritato e un pizzico di sale e di pepe. Tenete da parte.

Cuocete le capesante al vapore per 3 minuti e mettete da parte.

Lavate le verdure. Tagliate la melanzana a dadini e le zucchine a fettine. Cuocetele al vapore per 10 minuti e poi saltatele in padella (o grigliatele in forno) per 10 minuti.

Irrorate le verdure con la marinata.

Distribuite la polpa di pomodoro e le verdure in due piatti, unite le capesante e lasciate marinare in frigorifero per 1 ora prima di servire.

Conchiglie di mare gratinate con spinaci

Preparazione: 30 minuti
Cottura: 15 minuti

Per 2 persone

- 480 g di molluschi (vongole, cozze e capesante) senza le conchiglie
- 500 g di spinaci freschi
- 2 tuorli
- 3 cucchiai di formaggio a basso apporto di grassi
- 300 ml di brodo (o fumetto) di pesce
- 15 g di maizena
- Sale e pepe q.b.

Preriscaldate il forno a 200 °C.

Saltate i molluschi in padella a fuoco medio.

Pulite gli spinaci, tagliateli a striscioline e uniteli ai frutti di mare. Cuocete a fuoco dolce per alcuni minuti e mettete da parte.

Amalgamate i tuorli con il formaggio, aggiungete il brodo di pesce e la maizena, regolate di sale e pepe e mescolate.

Trasferite i molluschi e gli spinaci in due terrine individuali da forno, irrorate con la salsa e gratinate in forno per 15 minuti.

Servite direttamente nelle terrine di cottura.

Cozze gratinate

Preparazione: 30 minuti
Cottura: 10 minuti

Per 4 persone

- 750 g di zucchine
- 1 kg di cozze
- 1 foglia d'alloro
- 2 cucchiaini di maizena
- 1 cucchiaio di panna
- 8 tuorli
- 8 cucchiaini di formaggio a basso apporto di grassi
- 6 cucchiai di formaggio a pasta molle a base di latte scremato
- Sale e pepe q.b.
- Qualche goccia di olio extravergine d'oliva per ungere la padella antiaderente

In una padella antiaderente leggermente oliata (e asciugata con carta da cucina) cuocete a fuoco medio le zucchine affettate. Regolate di sale e pepe, mescolate e proseguite la cottura per 10 minuti.

Nel frattempo pulite le cozze, trasferitele in una casseruola con la foglia d'alloro, coprite con un coperchio e cuocete fino a quando tutti i gusci si saranno aperti. Prelevate i molluschi e filtrate il liquido di cottura.

Preriscaldate il forno a 200 °C.

Stemperate la maizena nel liquido di cottura delle cozze, unite la panna e scaldate a fuoco basso. Profumate con il pepe e spegnete il fornello.

In una ciotola amalgamate i tuorli con il formaggio e unite la salsa alla panna, mescolate omogeneamente e tenete da parte.

Distribuite le zucchine in una teglia rivestita con carta da forno, aggiungete le cozze, irrorate con la salsa alla panna e terminate con il formaggio a pasta molle.

Cuocete in forno per 5 minuti, poi azionate il grill per 2 minuti.

Filetti di merluzzo con zucchine profumati al timo

Preparazione: 20 minuti
Cottura: 20 minuti

Per 2 persone
- 4 zucchine
- 4 filetti di merluzzo
- 3 limoni
- 4 spicchi d'aglio
- Qualche rametto di timo
- Sale e pepe q.b.

Lavate le zucchine e affettatele.

In una casseruola con fondo antiaderente stendete uno strato di zucchine, coprite con uno strato di filetti di merluzzo e terminate con un altro strato di zucchine. Regolate di sale e pepe, irrorate con il succo dei limoni, profumate con l'aglio e il timo.

Coprite e cuocete per 20 minuti a fuoco dolce.

Filetti di salmone in salsa verde con pomodori ciliegia

Preparazione: 15 minuti
Cottura: 20 minuti

Per 2 persone
- 2 filetti di salmone

- 300 g di pomodori ciliegia
- 2 pizzichi di aromi per il pesce
- Salsa verde messicana q.b. (oppure salsa piccante a basso apporto di grassi)

Adagiate 2 fogli di carta da forno bagnati e strizzati sul piano da lavoro, disponetevi il salmone e i pomodori ciliegia tagliati a metà, profumate con gli aromi, cospargete con salsa verde messicana e richiudete i cartocci.

Infornate per 20 minuti a 180 °C.

La salsa verde messicana è molto saporita, quindi non occorre aggiungere il sale.

Filetti di salmone su letto di porri

Preparazione: 15 minuti
Cottura: 30 minuti

Per 2-3 persone
- 500 g di porri
- 4 cucchiai di scalogni tritati
- 4 filetti di salmone
- 1 cucchiaio di aneto tritato
- Sale e pepe q.b.

Lavate e tagliate i porri a fettine. In una padella antiaderente cuocete a fuoco dolce i porri e gli scalogni, irrorando con acqua se necessario. Regolate di sale e pepe e tenete in caldo.

Cuocete i filetti di salmone con 1 pizzico di sale e di pepe in un'altra padella antiaderente a fuoco medio per 10 minuti.

Distribuite su ciascun piatto un letto di porri e scalogni, adagiatevi il salmone, profumate con l'aneto e servite.

Fonduta cinese di pesce

Preparazione: 25 minuti
Cottura: 10 minuti

Per 4 persone

- 600 g di verdure a piacere (cavoli, carote, funghi, sedano, pomodori)
- 1.300 ml di brodo vegetale sgrassato
- 400 g di pesce (branzino, merluzzo, orata)
- 100 g di calamari tagliati a striscioline
- 12 scampi (o gamberetti)
- 12 cozze
- 1 limone
- Alcune fogliolíne di cerfoglio (oppure di basilico)

Pulite le verdure e cuocetele separatamente a vapore oppure in un brodo vegetale.

Lasciate raffreddare e distribuite in 4 piatti.

Tagliate a pezzetti il pesce e distribuitelo nei piatti con le verdure, aggiungete i calamari, gli scampi e le cozze pulite. Decorate con le fettine di limone.

Preparate il brodo e profumate con il cerfoglio (o il basilico), mescolate e versate in un tegame da fonduta con scaldavivande; sistematelo al centro della tavola e accendete il fornello a fuoco basso.

Infilzate i bocconcini di pesce in una forchetta lunga a due punte, immergeteli per qualche minuto nel brodo caldo e gustate.

Insalata di cozze, alici marinate, surimi e fagiolini

Preparazione: 15 minuti
Cottura: 5 minuti

Per 2 persone
- 500 g di cozze
- 200 g di fagiolini verdi
- 4 bastoncini di surimi
- 10 alici marinate
- 4 capperi
- Prezzemolo, origano, aglio, succo di limone

Cuocete i fagiolini in acqua bollente salata, scolateli e fateli raffreddare. In una padella coperta fate aprire le cozze, sgusciatele e fatele raffreddare. Tagliate il surimi a rondelle.

Componete l'insalata: in un'insalatiera mettete i fagiolini, le cozze, il surimi e le alici marinate, i capperi, il prezzemolo tritato, origano, aglio, succo di limone (qualche goccia) e, per finire, due cucchiai dell'acqua delle cozze filtrata.

Insalata di polipo

Preparazione: 20 minuti
Cottura: 40 minuti

Per 4 persone
- 4 polipi
- 2 carote
- 2 coste di sedano
- 2 ravanelli
- 5 cucchiai di aceto

- Succo di limone q.b.
- Aglio, prezzemolo,origano
- Sale e pepe q.b.

Pulite e lavate bene i polipi. Metteteli in una pentola, copriteli di acqua, aggiungete 5 cucchiai di aceto e salate.

Fateli cuocere fino a che non diventeranno teneri (circa 30-40 minuti), scolateli e lasciateli raffreddare.

Tagliate a bastoncini le carote e le coste di sedano e a fettine i ravanelli.

Mettete i polipi in una terrina insieme alle verdure tagliate, aggiungete un trito di prezzemolo, aglio e origano e un po' di succo di limone.

Girate bene e fate riposare 20 minuti per far insaporire l'insalata il più possibile.

Servite fresca.

Insalata di spinaci con pesce affumicato

Preparazione: 5 minuti
Cottura: 2 minuti

Per 4 persone
- 700 g di spinaci
- 300 g di pesce affumicato (salmone, halibut, trota o anguilla)
- Senape q.b.
- Aceto q.b.
- Olio di vaselina (aromatizzato alla nocciola) q.b.
- Sale e pepe q.b.

Pulite, lavate e asciugate gli spinaci e distribuiteli in 4 piatti.

Saltate il pesce tagliato a striscioline in una padella antiaderente per 2 minuti e adagiatelo sugli spinaci.

Emulsionate la senape con l'aceto, l'olio di vaselina, il sale e il pepe e condite il pesce e gli spinaci.

Servite subito.

Insalata riccia al salmone

Preparazione: 10 minuti
Senza cottura

Per 1 persona
- 1 cespo di insalata riccia
- 60 g di salmone affumicato
- 1 ciuffo di aneto
- 1 limone
- 1 cucchiaio di olio di vaselina aromatizzato al dragoncello
- 1 cucchiaio di uova di salmone
- Sale e pepe q.b.

Lavate e pulite l'insalata. Tagliatela a striscioline e mettetela in una terrina. Tagliate il salmone a striscioline e unitelo all'insalata con l'aneto tritato. Preparate una vinaigrette con l'olio di vaselina, il succo del limone, 1 pizzico di sale e di pepe.

Irrorate l'insalata con il pesce, decorate con le uova di salmone e servite.

Involtini di gamberetti e cetriolo

Preparazione: 20 minuti
Senza cottura

Per 2 persone
- 2 uova sode
- 100 g di gamberetti cotti sgusciati

- 100 g di formaggio a basso apporto di grassi
- Qualche goccia di tabasco
- 1/2 cetriolo
- 4 cucchiai di erba cipollina tritata
- Sale e pepe q.b.

Sbriciolate le uova e mescolatele con i gamberetti, il formaggio e il tabasco. Regolate di sale e pepe e mettete da parte.

Sbucciate il cetriolo e tagliatelo a fettine in senso longitudinale; distribuite il composto di uova e gamberetti su ogni fetta, profumate con l'erba cipollina e arrotolate a involtino.

Gustate gli involtini freddi.

Involtini di salmone con cuori di palma

Preparazione: 20 minuti
Cottura: 20 minuti

Per 8 persone
- 2 scatole di cuori di palma
- 8 fette di salmone affumicato
- 2 vasetti di yogurt naturale magro compatto
- 125 g di formaggio a basso apporto di grassi
- 2 pizzichi di erbe aromatiche
- Alcune gocce di aceto di lamponi
- Sale e pepe q.b.

Avvolgete i cuori di palma nelle fette di salmone. Mescolate lo yogurt con il formaggio, le erbe aromatiche e l'aceto di lamponi, regolate di sale e pepe e distribuite la metà di questo composto in una teglia. Adagiate gli involtini di salmone e copriteli con la restante crema di yogurt e formaggio. Infornate per 20 minuti a 150 °C.

MERLUZZO AL FORNO CON ZUCCHINE E POMODORI

Preparazione: 20 minuti
Cottura: 30 minuti

Per 4 persone

- 400 g di zucchine
- 300 g di pomodori
- 1 cucchiaio di acqua
- 2 rametti di timo
- 4 spicchi d'aglio
- 1 trancio di merluzzo da 700 g
- Sale e pepe q.b.

Preriscaldate il forno a 180 °C.

Lavate le zucchine e affettatele (3 mm di spessore).

Sbucciate ed eliminate i semi dei pomodori, tritate finemente la polpa.

In una teglia rettangolare versate l'acqua, unite le verdure, insaporite con il timo tritato, regolate di sale e pepe e mescolate.

Sbucciate l'aglio e affettatelo.

Lavate il trancio di merluzzo, incidete la polpa e inserite le fettine d'aglio nelle incisioni.

Adagiate il pesce nella teglia circondandolo con le verdure e infornate per 30 minuti, mescolando di tanto in tanto.

Quando il pesce è cotto, eliminate la pelle e sfilettatelo.

Servite i filetti di merluzzo con le verdure dopo aver irrorato con il liquido di cottura.

Merluzzo alla provenzale

Preparazione: 25 minuti
Cottura: 15 minuti

Per 2 persone
- 8 fette di prosciutto crudo sgrassato
- 8 pomodori
- 2 cipolle
- 2 spicchi d'aglio
- 4 filetti di merluzzo
- Qualche fogliolina di basilico fresco
- Sale e pepe q.b.

Preriscaldate il forno a 180 °C. Prendete 4 stampini da forno e adagiate in ognuno 1 fetta di prosciutto.

Sbucciate ed eliminate i semi dei pomodori, tagliateli a striscioline e distribuiteli sopra le fette di prosciutto.

Affettate le cipolle e l'aglio e distribuiteli sui pomodori.

Avvolgete le 4 fette di prosciutto rimanenti intorno ai filetti di merluzzo e adagiateli sopra le verdure.

Regolate di sale e pepe e infornate per 10-15 minuti.

Profumate con il pepe in grani e il basilico fresco e servite.

Merluzzo allo zafferano

Preparazione: 15 minuti
Cottura: 40 minuti

Per 4 persone
- 500 g di pomodori
- 2 spicchi d'aglio sbucciati
- 100 g di porri (la parte bianca)

- 100 g di cipolle tritate
- 1 finocchio (oppure 2 zucchine)
- Alcune foglioline di prezzemolo fresco
- 1 pizzico di zafferano (o di curcuma) in polvere
- 4 fette di merluzzo (600-800 g)
- 100 ml di acqua
- Sale e pepe q.b.

Tagliate i pomodori a pezzetti e trasferiteli in un tegame con l'aglio, i porri e il finocchio (o le zucchine) affettati, le cipolle tritate, lo zafferano (o la curcuma), un pizzico di sale e di pepe.

Lasciate cuocere per 30 minuti a fuoco dolce e recipiente coperto.

Aggiungete il merluzzo e versate l'acqua. Portate a ebollizione a fuoco vivo, abbassate la fiamma e cuocere per 10 minuti.

Distribuite nei piatti, profumate con il prezzemolo tritato e servite.

Mousse di broccoli e surimi

Preparazione: 15 minuti
Cottura: 10 minuti
Tempo di riposo (in frigorifero): 4 ore

Per 6 persone
- 6 fogli di gelatina
- 1 kg di purè di broccoli surgelati (oppure 1 kg di broccoli cotti a vapore e frullati)
- 12 cucchiaini di formaggio a basso apporto di grassi
- 280 g di surimi tritato (oppure di polpa di granchio)
- 1 scatola di salsa di pomodoro (densa)
- 1 cucchiaino di basilico surgelato (oppure alcune foglioline di basilico fresco spezzettate)

- 1/2 cucchiaino di aglio surgelato (oppure 1 spicchio d'aglio fresco tritato)
- Sale e pepe q.b.

Mettete i fogli di gelatina in ammollo in acqua fredda. Quando saranno ammorbiditi, mescolate per scioglierli.

Cuocete il purè di broccoli nel microonde per 10 minuti circa. Unite il formaggio, la gelatina non strizzata e il surimi (o la polpa di granchio). Regolate di sale e pepe e trasferite in 6 stampini rivestiti con pellicola da cucina (per agevolare l'estrazione della mousse). Lasciate raffreddare in frigorifero per 4 ore.

Nel frattempo mescolate la salsa di pomodoro con il basilico e l'aglio, regolate di sale e pepe e tenete da parte in luogo fresco.

Capovolgete gli stampini nei piatti e servite la mousse con la salsa di pomodoro.

MOUSSE DI SALMONE AFFUMICATO

Preparazione: 15 minuti
Senza cottura
Tempo di riposo (in frigorifero): 2-3 ore

Per 2 persone
- 120 g di salmone affumicato
- 260 g di formaggio a basso apporto di grassi
- 1 foglio di gelatina
- 1 cucchiaino di concentrato di pomodoro
- 1 limone
- 1 pizzico di paprika
- 2 albumi montati a neve
- 4 gambi di sedano

Mettete nel mixer il salmone, il formaggio e la gelatina ammollata in 1 cucchiaio di acqua calda e frullate. Tenete da parte.

In una ciotola mescolate il concentrato di pomodoro con la paprika stemperata nel succo del limone. Unite questa preparazione alla precedente. Trasferite in una terrina, aggiungete gli albumi montati a neve, amalgamate delicatamente e raffreddate in frigorifero per 2-3 ore.

Servite la mousse con il sedano (oppure, se preferite, con foglie di indivia).

MOUSSE DI SALMONE ALLA MENTA

Preparazione: 20 minuti
Cottura: 30 minuti
Tempo di riposo (in frigorifero): 12 ore

Per 2 persone

- 500 g di filetti di salmone fresco
- 2-3 cucchiai di menta fresca
- 1 grossa zucchina
- 1 trancio di salmone affumicato
- 2 fogli di gelatina
- 1 cucchiaio di formaggio a basso apporto di grassi
- Sale e pepe q.b.
- Qualche goccia di olio extravergine d'oliva per ungere la padella antiaderente

Cuocete i filetti di salmone al cartoccio in forno per 30 minuti oppure a vapore. Lasciate raffreddare.

Lavate e tritate la menta.

Lavate e affettate in senso longitudinale la zucchina. Doratela a fuoco vivo in una padella antiaderente leggermente oliata (e asciugata con carta da cucina). Lasciate raffreddare.

Sbriciolate grossolanamente il salmone fresco, tritate quello affumicato e uniteli.

In una terrina mettete i fogli di gelatina precedentemente ammollati in acqua fredda. Incorporateli al salmone, unite il formaggio e la menta, regolate di sale e pepe e mescolate.

Rivestite due stampini con le fettine di zucchine, aggiungete il composto di salmone e formaggio e lasciate riposare 12 ore in frigorifero. Tenete la mousse a temperatura ambiente per 30 minuti prima di servire.

Nasello farcito

Preparazione: 15 minuti
Cottura: 30 minuti

Per 4 persone

- 50 g di cipolle tritate
- 25 g di sedano tritato
- 1 cucchiaio di prezzemolo tritato
- 250 ml di salsa di pomodoro
- 100 g di polpa di granchio
- 1 uovo
- 800 g di nasello tagliato in 8 fette
- Sale e pepe q.b.

Preriscaldate il forno a 180 °C.

Amalgamate le cipolle con il sedano, il prezzemolo, la polpa di granchio, l'uovo e metà della salsa di pomodoro fino a ottenere un composto morbido e abbastanza consistente. Regolate di sale e pepe e distribuitene 3/4 su 4 fette di nasello. Coprite con le altre 4 fette e trasferite in una teglia rivestita con carta da forno. Irrorate con la salsa di pomodoro rimasta e infornate per 30 minuti.

Servite caldo.

Ombrina speziata

Preparazione: 15 minuti
Cottura: 20 minuti
Tempo di marinatura (in frigorifero): 1 ora

Per 4 persone

- 1 cucchiaio di garam masala (*vedi* p. 183) in polvere
- 1 vasetto e 8 cucchiai di yogurt naturale magro (allo 0% di grassi)
- 400 g di ombrina diliscata
- 200 g di scampi
- 2 scalogni
- 400 g di carote
- 200 g di finocchi
- 2 cucchiai di brodo vegetale
- 1 cucchiaino di maizena
- 75 g di crescione
- 1 fettina di limone
- Sale e pepe q.b.
- Qualche goccia di olio extravergine d'oliva per ungere la padella antiaderente

Amalgamate le spezie con il vasetto di yogurt. Insaporite l'ombrina e gli scampi sgusciati con un pizzico di sale e versatevi lo yogurt con le spezie. Lasciate marinare in frigorifero per 1 ora.

Sgocciolate il pesce su un foglio di carta da cucina e cuocetelo a fuoco vivo in una padella antiaderente per alcuni minuti. Tenete in caldo.

Rosolate gli scalogni affettati in una padella antiaderente leggermente oliata (e asciugata con carta da cucina), mescolando sempre. Aggiungete le carote e i finocchi affettati finemente e lasciate insaporire per qualche minuto; irrorate con il brodo, coprite con un coperchio e portate a cottura.

Amalgamate gli 8 cucchiai di yogurt con la maizena e 1 cucchiaino di acqua fredda, versate sulle verdure e portate a ebollizione. Distribuite la salsa sul pesce e servite con il crescione, la fetta di limone, 1 pizzico di sale e di pepe.

Omelette di tonno cremoso e pomodori

Preparazione: 15 minuti
Cottura: 10-15 minuti

Per 3 persone
- 2 uova
- 4 albumi
- 2 piccoli pomodori
- 1 scatoletta di tonno al naturale da 80 g
- 2 cucchiai di formaggio a basso apporto di grassi
- Erbe aromatiche a piacere
- Sale e pepe q.b.
- Qualche goccia di olio extravergine d'oliva per ungere la padella antiaderente

Sbattete le uova con i 4 albumi e cuocete un'omelette in una padella antiaderente leggermente oliata (e asciugata con carta da cucina).

Tagliate i pomodori a fettine.

Sgocciolate il tonno e mettetelo in una terrina con il formaggio e le erbe aromatiche. Amalgamate e regolate di sale e pepe se necessario.

Adagiate l'omelette in una teglia rivestita con carta da forno e coprite con i pomodori e il composto di tonno e formaggio.

Infornate a 180 °C per 10-15 minuti.

Palombo al pomodoro

Preparazione: 10 minuti
Cottura: 25-30 minutii

Per 3 persone

- 600 g di palombo
- 1 scatola piccola di pelati
- Aglio, prezzemolo, origano
- Sale e pepe q.b.

Mettete nel mixer pomodori pelati, prezzemolo, origano, aglio, sale e pepe e frullate per 2 minuti. In una padella antiaderente mettete la salsa di pomodoro e fatela cuocere per 10 minuti a recipiente coperto. Quando la salsa si è ridotta della metà, aggiungete il palombo tagliato a pezzi non molto grandi. Cuocete per 15 minuti circa e servite caldo spolverando con prezzemolo.

Pesce al cartoccio con verdure

Preparazione: 20 minuti
Cottura: 10 minuti

Per 4 persone

- 2 cipolle
- 2 pomodori
- 2 carote
- 1 peperone verde
- 2 gambi di sedano
- Qualche fogliolina di prezzemolo (oppure di maggiorana)
- 4 fettine di pesce a basso apporto di grassi a scelta (merluzzo, cernia, branzino, sogliola, dentice)
- Sale e pepe q.b.

Preriscaldate il forno a 200 °C.

Tritate le cipolle, i pomodori, le carote, il peperone, il sedano e il prezzemolo (o la maggiorana), regolate di sale e pepe e mettete da parte.

Pulite il pesce e adagiatelo su 4 fogli di carta da forno bagnati e strizzati, unite le verdure, chiudete i cartocci e infornate per 10 minuti.

Pesce gratinato

Preparazione: 15 minuti
Cottura: 30 minuti

Per 2 persone

- 500 g di filetti di pesce a piacere (merluzzo, orata o branzino)
- 4 albumi
- 4 cucchiai di formaggio a basso apporto di grassi
- 1 mazzo di asparagi
- 125 g di gamberetti
- Qualche fogliolina di prezzemolo
- Sale e pepe q.b.

Mescolate delicatamente i filetti di pesce e il formaggio con gli albumi. Adagiate in una teglia con i gamberetti e gli asparagi puliti. Regolate di sale e pepe e infornate a 180 °C per 30 minuti.

Profumate con il prezzemolo tritato e servite.

Polipi ripieni

Preparazione: 30 minuti
Cottura: 30-40 minuti

Per 4 persone
- 4 polipi
- 3 pomodori da sugo
- 2 cucchiai di crusca d'avena
- Prezzemolo, origano, sale, pepe o peperoncino

Pulite e lavate i polipi facendo attenzione a non rompere la testa.

In una ciotola mettete la crusca, il prezzemolo e l'aglio tritati, l'origano, il sale e il pepe o il peperoncino. Mescolate bene e inserite l'impasto ottenuto nella testa dei polipi. In una padella antiaderente ben calda mettete i polipi e girate velocemente; quando saranno diventati un po' rossicci, aggiungete il pomodoro tagliato a pezzettini, sale e pepe o peperoncino. Cuocete a recipiente coperto per 30 minuti circa, fino a che non saranno teneri. Girate regolarmente.

Servite caldo.

Pomodori ripieni di gamberetti con salsa di senape

Preparazione: 15 minuti
Senza cottura

Per 2 persone
- 500 g di pomodori
- 600 g di gamberetti sgusciati e cotti
- 2 uova sode

Per la salsa:
- 2 tuorli di uova sode

- 1 cucchiaino di senape
- 1 cucchiaio di succo di limone
- 1 vasetto di yogurt naturale magro
- Sale e pepe q.b.

Lavate i pomodori, svuotateli delicatamente, regolate di sale e pepe e capovolgeteli.

Mescolate i gamberetti con le uova sode sbriciolate e farcite i pomodori.

Preparate la salsa amalgamando i due tuorli sodi sbriciolati con la senape e il succo di limone, regolate di sale e pepe e unite lo yogurt a poco a poco mescolando.

Servite i pomodori con la salsa.

Pomodori ripieni di tonno

Preparazione: 20 minuti
Senza cottura

Per 3 persone
- 8 pomodori
- 1 scatoletta di tonno al naturale
- 100 g di formaggio a basso apporto di grassi
- 2 cucchiai di capperi
- 2 cucchiai di erba cipollina tritata
- 1 cucchiaio di succo di limone
- 2 cucchiai di uova di trota (oppure di lompo)
- Paprika a piacere
- Sale e pepe q.b.

Immergete i pomodori in acqua bollente per 30 secondi per sbucciarli più facilmente.

Tagliateli a metà, scavateli con un coltello affilato, tenete da parte la polpa, distribuite un pizzico di sale all'interno e lasciateli sgocciolare su un foglio di carta da cucina.

Mescolate il tonno sbriciolato con il formaggio, i capperi, l'erba cipollina e il succo di limone, aromatizzate con il pepe e farcite i pomodori. Decorate con le uova di trota (o di lompo) e la paprika e coprite con la polpa di pomodoro.

Servite subito.

QUICHE DI GAMBERETTI E ASPARAGI

Preparazione: 10 minuti
Cottura: 30 minuti

Per 2 persone

- 300 g di asparagi verdi
- 200 g di gamberetti sgusciati
- 1 cipolla
- 2 uova
- 150 ml di latte scremato
- Sale e pepe q.b.

In una padella fate rosolare la cipolla tagliata a cubetti aggiungendo dell'acqua se necessario. A rosolatura completa aggiungete gli asparagi precedentemente ben lavati e tagliati in piccoli pezzi. In una ciotola sbattete le uova, salate, pepate e aggiungete i gamberetti sgusciati, gli asparagi e la cipolla.

Mescolate bene e mettete tutto l'impasto in uno stampo in silicone o in una padella da forno foderata con la carta antiaderente. Fate cuocere in forno preriscaldato a 180 °C per almeno 30 minuti. Controllate regolarmente la cottura.

Salmone al cartoccio con verdure

Preparazione: 20 minuti
Cottura: 20 minuti

Per 4 persone

- 1 piccola zucchina
- 2 pomodori
- 100 g di funghi (champignon)
- 4 tranci di salmone
- 1 limone
- 2 cucchiaini di pepe rosa in grani
- Sale e pepe q.b.

Preriscaldate il forno a 180-200 °C.

Lavate e affettate finemente la zucchina.

Sbucciate e tagliate i pomodori a spicchi, avendo cura di eliminare i semi. Pulite e affettate finemente i funghi.

Adagiate i tranci di salmone su 4 fogli di carta da forno bagnati e strizzati, distribuite le verdure sopra il pesce, unite il limone tagliato a spicchi, regolate di sale e pepe e profumate con i grani di pepe rosa.

Chiudete i cartocci e cuocete in forno per 20 minuti.

Servite il salmone ben caldo.

Salmone con finocchi e porri

Preparazione: 15 minuti
Cottura: 15 minuti

Per 4 persone

- 4 porri
- 2 finocchi

- 4 cipolle
- 4 chiodi di garofano
- 1 mazzetto di erbe aromatiche (prezzemolo, timo, alloro)
- 4 tranci di salmone
- 1 uovo
- Sale fino q.b.

Pulite e lavate i porri e i finocchi. Affettate i porri in senso longitudinale. Tagliate i finocchi in 4 parti.

Insaporite ogni cipolla con 1 chiodo di garofano.

Portate a ebollizione una pentola di acqua con 1 pizzico di sale fino, aggiungete i porri, i finocchi e le cipolle e profumate con il mazzetto di erbe aromatiche. Cuocete a fuoco dolce per 10 minuti.

Unite il salmone e proseguite la cottura per 5 minuti.

Nel frattempo cuocete l'uovo fino a farlo rassodare, sbucciatelo e sminuzzatelo con una forchetta.

Scolate il pesce e le verdure, trasferiteli in un piatto da portata, decorate con l'uovo sodo sbriciolato e servite subito.

Salmone goloso

Preparazione: 20 minuti
Senza cottura

Per 2 persone

- 1 piccolo mazzetto di aneto
- 1/2 finocchio
- 1/2 limone
- 2 vasetti di yogurt naturale magro (allo 0% di grassi)
- 4 fette di salmone affumicato
- 4 foglie di insalata verde
- Sale e pepe q.b.

Lavate l'aneto e tritatelo.
Lavate il finocchio e tagliatelo a dadini.
In una piccola insalatiera preparate la salsa mescolando il succo del limone con il sale, il pepe e lo yogurt. Aggiungete il finocchio e l'aneto e amalgamate.
Tagliate il salmone a striscioline.
Servite il pesce accompagnando con le foglie di insalata su cui avrete versato la salsa allo yogurt.

Scampi alla messicana

Preparazione: 10 minuti
Cottura: 3 minuti

Per 3-4 persone
- 4 pomodori
- 1 peperoncino verde
- 2 cucchiai di coriandolo (oppure di basilico) tritato
- 1 limone verde
- 1 spicchio d'aglio tritato
- 32 scampi
- Sale q.b.

Mescolate i pomodori sbucciati e tagliati a dadini con il peperoncino tritato, unite il succo del limone, profumate con il coriandolo e l'aglio e regolate di sale.
Cuocete gli scampi a vapore per 2-3 minuti.
Servite gli scampi con la salsa ottenuta.

Sformato di salmone e broccoli

Preparazione: 15 minuti
Cottura: 35 minuti

Per 3 persone

- 2 uova
- 2 scatole da 180 g di salmone al naturale (oppure 400 g di salmone fresco cotto a vapore)
- 300 g di broccoli
- 250 g di formaggio a basso apporto di grassi
- 1 piccola cipolla
- 200 g di peperone verde
- Sale e pepe q.b.

Amalgamate le uova sbattute con il salmone sgocciolato e spezzettato, i broccoli puliti e tagliati a pezzetti, il formaggio, la cipolla affettata, il peperone tritato, 1 pizzico di sale e di pepe.

Trasferite il tutto in uno stampo antiaderente e cuocete in forno a 180 °C per 35 minuti circa.

Accompagnate con insalata o verdure a piacere.

Sformato di sogliola con dadolata di pomodoro fresco

Preparazione: 25 minuti
Cottura: 25 minuti

Per 2 persone

- 400 g di filetti di sogliola
- 1 mazzetto di cerfoglio (oppure di aneto)
- 1 uovo
- 2 cucchiai di formaggio a basso apporto di grassi

- 800 g di pomodori
- 1 pizzico di timo
- Alcune foglie d'alloro
- 1 spicchio d'aglio
- 1 scalogno
- Sale e pepe q.b.
- Qualche goccia di olio extravergine d'oliva per ungere la padella antiaderente

Tritate (oppure mettete nel mixer e frullate) i filetti di sogliola, trasferiteli in una terrina, regolate di sale e pepe, unite il cerfoglio tritato (o l'aneto), l'uovo sbattuto e il formaggio. Versate in due stampini leggermente oliati (e asciugati con carta da cucina) e cuocete in forno per 20-25 minuti.

Attendete qualche minuto prima di servire.

Nel frattempo sbucciate i pomodori e tagliateli a dadini, insaporiteli con il timo, le foglie d'alloro, l'aglio sbucciato e lo scalogno tritato. Servite lo sformato di sogliola con la dadolata di pomodoro fresco.

Sgombri al cartoccio

Preparazione: 20 minuti
Cottura: 30 minuti

Per 2 persone
- 2 sgombri
- 6 pomodorini
- Aglio, origano
- Sale e pepe q.b.

Pulite e lavate bene gli sgombri.

Fate un trito con prezzemolo, aglio, origano, sale e pepe.

Adagiate gli sgombri su un foglio di carta da forno, e riempite l'interno con il trito di odori e con i pomodorini tagliati a piccoli pezzi. Chiudete a cartoccio e cuocete in forno preriscaldato a 200 °C per 30 minuti.

Servite caldo.

SOGLIOLA CRUDA CON DADOLATA DI POMODORI

Preparazione: 10 minuti
Senza cottura
Tempo di riposo (in frigorifero): 1 ora

Per 2 persone

- 4 pomodori ben maturi
- 1 limone
- 1 mazzetto di menta
- 1 pizzico di cerfoglio
- 1 mazzetto di prezzemolo
- 4 filetti di sogliola
- Sale e pepe q.b.

Immergete i pomodori in acqua bollente per pochi secondi, quindi sbucciateli, eliminate i semi e tagliateli a dadini. Irrorateli con il succo del limone, regolate di sale e pepe e distribuiteli nei piatti

Tritate finemente le erbe aromatiche e condite i pomodori

Tagliate i filetti di sogliola a striscioline e adagiateli sui pomodori.

Lasciate riposare 1 ora in frigorifero prima di servire.

Spezzatino di cozze ai porri

Preparazione: 30 minuti
Cottura: 30 minuti

Per 4 persone

- 2 kg di cozze
- 1 kg di porri
- 1 pizzico di noce moscata (oppure di curcuma)
- 150 ml di besciamella Dukan (*vedi* p. 329)
- 1 mazzetto di prezzemolo
- 1 mazzetto di cerfoglio (oppure di basilico)
- Dragoncello a piacere
- 1/2 limone ben maturo
- Sale e pepe q.b.

Pulite le cozze e mettetele in una casseruola. Cuocete a fuoco vivo fino a quando tutti i gusci saranno aperti.

Prelevate i molluschi e filtrate il liquido di cottura. Mettete da parte.

Pulite i porri e affettateli finemente. Cuoceteli a coperchio chiuso per 5 minuti con il liquido di cottura delle cozze; togliete il coperchio e proseguite la cottura per 20 minuti. Regolate di sale e pepe e profumate con la noce moscata (o la curcuma).

Preparate la besciamella Dukan.

Tritate il prezzemolo, il cerfoglio e il dragoncello e insaporite la besciamella, aggiungete le cozze sgusciate e irrorate con il succo del limone; unite i porri e mescolate delicatamente.

Servite ben caldo.

Stufato di pesce

Preparazione: 20 minuti
Cottura: 15 minuti

Per 2 persone
- 250 g di cozze
- 500 g di polpa di pesce a piacere (branzino, orata, sogliola, trota eccetera) tagliata a dadini
- 75 g di funghi (champignon)
- 250 ml di brodo di pesce
- 1/2 limone
- 2 cucchiai di formaggio a basso apporto di grassi
- 1 tuorlo
- Sale e pepe q.b.
- Qualche goccia di olio extravergine d'oliva per ungere la padella antiaderente

Pulite le cozze.

In una padella leggermente oliata (e asciugata con carta da forno) rosolate i dadini di pesce con i funghi affettati.

Unite le cozze e bagnate con il brodo di pesce, mescolate e fate cuocere per 10-15 minuti.

Prelevate il pesce, le cozze e i funghi e tenete da parte il liquido di cottura.

Sgusciate le cozze e tenetele in caldo.

Riducete il liquido di cottura a fuoco medio, filtratelo, unite il succo di limone, il formaggio e il tuorlo e amalgamate accuratamente. Addensate la salsa a fuoco dolce senza portarla a ebollizione. Regolate di sale e pepe e versatela sul pesce, le cozze sgusciate e i funghi.

Servite subito.

SURIMI E GAMBERONI AI FUNGHI

Preparazione: 25 minuti
Cottura: 7-8 minuti

Per 4 persone

- 2 spicchi d'aglio
- 1 mazzetto di prezzemolo
- 500 g di funghi (champignon)
- 500 g di surimi (oppure di polpa di granchio)
- 500 g di gamberoni

Tritate l'aglio e il prezzemolo e tenete da parte.

Pulite i funghi, affettateli finemente e teneteli da parte.

Tagliate il surimi a dadini.

Sgusciate i gamberoni e tagliateli a pezzetti.

In una padella antiaderente saltate a fuoco medio i gamberoni, aggiungete i funghi e cuocete per 1 minuto. Unite il surimi (o la polpa di granchio), mescolate e proseguite la cottura per 5-6 minuti.

Insaporite con il trito di aglio e prezzemolo e servite.

TERRINA DI PESCE ALL'ERBA CIPOLLINA

Preparazione: 40 minuti
Cottura: 45 minuti
Tempo di riposo (in frigorifero): 1 notte

Per 3 persone

- 200 g di carote
- 400 g di filetti di orata (oppure di nasello)
- 4 albumi
- 2 cucchiai di formaggio a basso apporto di grassi
- 300 g di salmone fresco
- 300 g di spinaci (cotti e ben sgocciolati)

Per la salsa:

- 50 g di formaggio a basso apporto di grassi oppure di yogurt naturale magro (allo 0% di grassi)
- 1 limone
- Qualche stelo di erba cipollina (oppure di dragoncello)
- Sale e pepe q.b.

Iniziate la preparazione con un giorno di anticipo.

Cuocete le carote a vapore per 10 minuti e poi frullatele.

Tritate gli spinaci.

Mescolate i filetti di orata (o di nasello) con gli albumi sbattuti, il formaggio, 1 pizzico di sale e di pepe. Dividete il composto ottenuto in tre parti. Unite alla prima le carote frullate, alla seconda gli spinaci tritati e tenete da parte la terza.

In uno stampo rivestito con carta da forno fate uno strato con il primo composto di pesce e carote, uno strato con metà salmone, un terzo strato con il composto di orata e spinaci, un altro ancora con il restante salmone e completate con il terzo composto di orata, albumi e formaggio.

Infornate a 180 °C per 45 minuti.

Lasciate riposare in frigorifero per 1 notte.

Prima di servire, preparate la salsa di accompagnamento amalgamando tutti gli ingredienti.

Terrina di pesce bianco e spinaci

Preparazione: 15 minuti
Cottura: 40 minuti

Per 8 persone

- 560 g di pesce a carne bianca a scelta (branzino, orata, dentice, sogliola, merluzzo, nasello)
- 1 dado da brodo (vegetale o di pesce) sgrassato

- 450 g di spinaci freschi o surgelati
- 2 uova
- Sale e pepe q.b.

Cuocete il pesce nel brodo (preparato con il dado e 700 ml di acqua) a recipiente coperto per 10 minuti, prima a fuoco vivo e poi a fuoco medio.

Pulite (o scongelate) gli spinaci e frullateli con il pesce ben sgocciolato. Regolate di sale e pepe.

Separate gli albumi dai tuorli e montate gli albumi a neve. Unite i tuorli al frullato di pesce e spinaci, aggiungete gli albumi montati a neve e amalgamate delicatamente.

Trasferite in uno stampo da plumcake e cuocete in forno a bagnomaria per 30 minuti.

Servite caldo o freddo a piacere.

TERRINA DI SALMONE E FINOCCHI

Preparazione: 40 minuti
Cottura: 45 minuti

Per 6 persone
- 600 g di finocchi
- 450 g di filetti di salmone senza pelle
- 150 g di formaggio a basso apporto di grassi
- 2 albumi
- 1 cucchiaio di aneto tritato
- 1 pizzico di curry
- Sale e pepe q.b.

Pulite i finocchi, tagliateli a dadini e cuoceteli a vapore per 10 minuti.

Tagliate a dadini 300 g di salmone e a striscioline i restanti 150 g.

Sgocciolate i dadini di finocchio e frullateli (mettendo da parte 3 cucchiai di finocchi frullati). Unite il formaggio, il sale, il pepe, il curry e 1 albume e amalgamate.

Frullate i dadini di salmone con i 3 cucchiai di frullato di finocchi messi da parte, aggiungete l'altro albume e frullate ancora per ottenere un composto omogeneo.

Preriscaldate il forno a 180 °C.

Rivestite uno stampo da plumcake con un foglio di carta da forno. Versate metà del frullato di salmone e profumate con 1/2 cucchiaio di aneto tritato. Coprite con 1/3 del composto di finocchio, quindi procedete con metà striscioline di salmone, la seconda parte del composto di finocchio, le restanti striscioline di salmone e l'ultima parte del composto di finocchio. Unite il resto dell'aneto e terminate con il frullato di salmone rimasto.

Coprite e cuocete in forno a bagnomaria per 45 minuti.

Tonno ai tre peperoni

Preparazione: 20 minuti
Cottura: 25 minuti
Tempo di marinatura (in frigorifero): 2-3 ore

Per 2 persone

- 1 peperone rosso
- 1 peperone verde
- 1 peperone giallo
- 1 trancio di tonno da 700 g
- 1 o 2 limoni
- 2 spicchi d'aglio
- Sale e pepe bianco q.b.
- Qualche goccia di olio extravergine d'oliva per ungere la padella antiaderente

Lavate ed eliminate i semi dei peperoni e tagliateli a metà. Grigliateli in forno per 5 minuti, trasferiteli in un sacchetto di carta e chiudete, affinché i peperoni siano sigillati con il loro vapore e la buccia si ammorbidisca. Dopo qualche minuto aprite i sacchetti, estraete i peperoni con una pinza o una forchetta ed eliminate la buccia. Tagliateli a striscioline e saltateli per qualche minuto a fuoco medio in una padella antiaderente leggermente oliata (e asciugata con carta da cucina), irrorando con acqua se necessario.

Insaporite il tonno con il sale e il pepe bianco e cuocetelo per 20 minuti a vapore.

Nel frattempo spremete i limoni e mescolate il succo ottenuto con l'aglio e i peperoni.

Quando il tonno è cotto, lasciatelo intiepidire prima di unirlo al composto di limone e peperoni. Fate marinare in frigorifero per 2-3 ore, girando spesso il tonno.

Servite freddo.

Zuppa di gamberoni con cetrioli e coriandolo

Preparazione: 15 minuti
Cottura: 12 minuti

Per 4 persone
- 12 gamberoni
- 1 cetriolo
- 2 cipolle
- Prezzemolo q.b.
- Alcune foglioline di coriandolo fresco
- 2 dadi da brodo di pollo magri
- 1 piccolo peperoncino

Sgusciate i gamberoni.

Sbucciate e affettate il cetriolo e le cipolle.

Tritate il prezzemolo e il coriandolo.

Versate 1,5 litri di acqua in un tegame, portate a ebollizione e stemperatevi i dadi da brodo.

Aggiungete il cetriolo, le cipolle e i gamberoni e fate riprendere l'ebollizione. Cuocete per 2 minuti.

Versate in 4 ciotole e profumate con le erbe aromatiche e il peperoncino tagliato a pezzetti.

Servite la zuppa calda.

Zuppa di tonno

Preparazione: 10 minuti
Cottura: 25 minuti

Per 2 persone
- 500 ml di acqua
- 200 g di tonno al naturale
- 1 cipolla
- 1 spicchio d'aglio
- 300 g di zucchine
- 3 cucchiai di salsa di pomodoro concentrata
- Sale e pepe q.b.

Versate l'acqua in un tegame. Sbriciolate il tonno. Sbucciate la cipolla e l'aglio e tritateli.

Lavate le zucchine e affettatele.

Mettete le verdure e il tonno nell'acqua, unite la salsa di pomodoro, regolate di sale e pepe e cuocete a recipiente coperto per 25 minuti.

Verdure e zuppe

Asparagi con salsa morbida al limone

Preparazione: 20 minuti
Cottura: 15 minuti

Per 2 persone
- 600 g di asparagi
- 1 dado da brodo vegetale
- 20 g di maizena
- 300 ml di latte
- 2 uova
- 2 limoni
- Sale e pepe q.b.

Pulite gli asparagi e cuoceteli (interi) in acqua bollente con un pizzico di sale e il dado vegetale per 10-15 minuti. Scolateli e lasciateli sgocciolare.

Poco prima di servire preparate la salsa stemperando la maizena nel latte freddo. Trasferite in una casseruola e addensate a fuoco dolce mescolando continuamente. Aggiungete i tuorli e proseguite la cottura per 2 minuti. Regolate di sale e pepe.

Spremete i limoni, versate il succo nella salsa e amalgamate.

Montate gli albumi a neve e incorporateli delicatamente.

Servite gli asparagi con la salsa.

Baggianata piemontese

Preparazione: 20 minuti
Cottura: 40 minuti

Per 4 persone
- 500 g di fagiolini
- 250 g di pomodori pelati

- 50 g di prosciutto cotto magro
- 1 spicchio d'aglio
- 3 o 4 foglie di basilico
- 1 bicchiere di brodo magro
- Prezzemolo
- Sale e pepe q.b.

Pulite i fagiolini, lavateli e scolateli.

Fate un battuto con il prosciutto magro, il basilico, il prezzemolo e l'aglio. Mettete il battuto in una padella antiaderente, aggiungete i fagiolini e i pomodori schiacciati, sale e pepe. Cuocete a fuoco vivace fino all'ebollizione girando regolarmente, in seguito abbassare la fiamma e cuocete dolcemente con coperchio per 40 minuti.

Potete servire sia caldo sia freddo.

Bietole al tofu

Preparazione: 20 minuti
Cottura: 20 minuti

Per 4 persone
- 500 g di bietole
- 400 g di spinaci
- 1/2 cipolla
- 240 g di tofu naturale
- 1 cucchiaino di salsa di soia
- 1 cucchiaino di prezzemolo tritato (oppure di menta)
- Sale e pepe q.b.

Lavate le bietole e gli spinaci, lasciateli sgocciolare e tagliateli a striscioline.

In una padella antiaderente dorate la cipolla, unite le verdure e cuocete per 10 minuti a recipiente coperto. Regolate di sale e pepe e proseguite la cottura per 5 minuti.

Nel frattempo saltate in padella il tofu tagliato a dadini con la salsa di soia per 5 minuti a fuoco dolce.

Servite le verdure con il tofu dopo aver profumato con il prezzemolo (o la menta).

Bietole alla romana

Preparazione: 20 minuti
Cottura: 30 minuti

Per 4 persone

- 500 g di bietole
- 2 spicchi d'aglio
- 2 filetti di acciuga dissalati
- 3 pomodori ben maturi (o 3 pelati)
- Brodo magro
- Sale e pepe q.b.

Pulite le bietole, tagliatele a pezzi di circa 4 cm, lavatele e lessatele in abbondante acqua bollente salata (devono risultare al dente), scolatele con cura e strizzatele affinché perdano l'eccesso di acqua.

Mettete in una padella antiaderente l'aglio, i filetti di acciuga e un po' di brodo magro. Schiacciate i filetti di acciuga con la forchetta in modo che si sciolgano con il calore della fiamma; unite i pomodori schiacciati girando per bene. Eliminate l'aglio e fate sobbollire per circa 15 minuti a fuoco dolce. Quando la salsa si sarà un po' ristretta, aggiungete le bietole e girate per farle insaporire. Correggete con sale e pepe. Servite caldo.

BRODO DI VERDURE CON POMODORI E PREZZEMOLO

Preparazione: 15 minuti
Cottura: 6 minuti

Per 1 persona
- 50 g di carote
- 50 g di funghi champignon
- 25 g di sedano
- 25 g di porri (la parte bianca)
- 2 pomodori
- 1,25 litri di brodo di pollo (o di tacchino) sgrassato
- 1 mazzetto di prezzemolo
- Sale e pepe q.b.

Pulite le carote, i funghi, il sedano e i porri e affettateli finemente. Tagliate i pomodori a spicchi, eliminate i semi e il loro liquido, quindi tagliateli grossolanamente a dadini.

Portate il brodo a ebollizione, regolate di sale e pepe e unite le verdure (eccetto i pomodori). Cuocete per 5-6 minuti a recipiente scoperto (le verdure devono rimanere croccanti).

A fuoco spento unite i pomodori e il prezzemolo tritato finemente.

Servite caldo.

CAVOLO BIANCO ALLA GIAPPONESE

Preparazione: 25 minuti
Cottura: 4 minuti

Per 2 persone
- 450 g di cavolo bianco tagliato a striscioline
- 2 cucchiai di salsa di soia

- 1 cucchiaio di salsa teriyaki*
- 1 spicchio d'aglio
- 1 cucchiaino di zenzero fresco
- 1 cipolla
- Qualche rametto di timo
- Sale e pepe q.b.

Mescolate la salsa di soia con la salsa teriyaki, l'aglio, lo zenzero grattugiato e il pepe.

Lasciate riposare per 5 minuti.

In una padella antiaderente ben calda mettete il cavolo, la cipolla affettata, 1 pizzico di sale e il timo. Cuocete per 3-4 minuti a fuoco vivo (il cavolo deve rimanere croccante) e poi aggiungete la salsa. Proseguite la cottura fino a quando la salsa sarà evaporata.

Servite subito.

* Si tratta di una salsa utilizzata nella cucina giapponese preparata con salsa di soia, sake o mirin, zucchero oppure miele. Spesso si aggiungono spezie o semi di sesamo. Si acquista nei negozi di prodotti asiatici o nel reparto etnico dei supermercati.

CHIPS DI POMODORI ALLA PAPRIKA

Preparazione: 10 minuti
Cottura: 2 ore

Per 4 persone
- 10 pomodori
- 1 bel pizzico di paprika dolce

Utilizzate pomodori rotondi e sodi.

Tagliateli a fettine di 2 mm di spessore. Adagiateli su un foglio di carta da forno e aromatizzateli con la paprika.

Cuocete a 100 °C per 2 ore.

Conservateli al fresco in un contenitore a chiusura ermetica.

Cocktail Garden-party

Preparazione: 10 minuti
Senza cottura

Per 1 persona
- 50 g di carote
- 30 g di sedano
- 150 g di pomodori
- Il succo di 1 limone
- 50 ml di acqua

Lavate e pulite le verdure e centrifugatele con il succo del limone e l'acqua. Servite il cocktail ben freddo.

Cocktail vitalità

Preparazione: 10 minuti
Senza cottura

Per 2 persone
- 300 g di carote
- 100 g di sedano rapa
- 400 ml di acqua
- 25 g di aneto
- 5 g di sale

Lavate le carote e sbucciate il sedano rapa.

Tagliate le verdure a pezzetti.

Frullatele con l'acqua, l'aneto e il sale fino a ottenere un composto liscio e omogeneo (occorrono circa 45 secondi).

Servite il cocktail ben freddo.

Crema di cavolfiore allo zafferano

Preparazione: 20 minuti
Cottura: 55 minuti

Per 4 persone
- 500 g di cavolfiore
- 750 ml di latte scremato
- 2 spicchi d'aglio
- 1 pizzico di noce moscata (oppure di curcuma)
- 1 pizzico di zafferano
- 1 mazzetto di cerfoglio
- Sale e pepe q.b.

Cuocete per 5 minuti il cavolfiore in acqua bollente con un pizzico di sale.

Scolatelo e fate raffreddare.

Portate il latte a ebollizione e unite il cavolfiore e gli spicchi d'aglio sbucciati. Lasciate cuocere dolcemente, a recipiente coperto, per 45 minuti.

Mettete poi il cavolfiore nel mixer e frullate (oppure passate nel passaverdura) per ottenere una crema liscia e omogenea.

Trasferite la crema in una casseruola e unite la noce moscata (o la curcuma) e lo zafferano. Mescolate e cuocete per 5 minuti a fuoco dolce.

Versate in una zuppiera calda, regolate di sale e pepe, profumate con il cerfoglio e servite subito.

Crema di zucchine o di melanzane

Preparazione: 10 minuti
Cottura: 20 minuti
Tempo di riposo (in frigorifero): 1 ora

Per 1 persona

- 1 pomodoro
- 1 zucchina (o una melanzana)
- 1 cucchiaino di erbe aromatiche
- 1 spicchio d'aglio

Sbucciate e tagliate il pomodoro e la zucchina (o la melanzana) a dadini. Cuocete per 20 minuti a vapore.

Trasferite nel mixer e frullate. Aggiungete le erbe aromatiche e l'aglio e mescolate.

Lasciate riposare in frigorifero per 1 ora prima di servire.

Gustate la crema fredda.

Curry di cetrioli

Preparazione: 20 minuti
Cottura: 22 minuti

Per 4 persone

- 2 cetrioli (medi)
- 1 peperoncino piccolo
- 1 cucchiaio (scarso) di curry
- 4 pomodori piccoli
- 100 ml di latte scremato
- 1 cucchiaino di maizena
- Sale q.b.

Tagliate i cetrioli a metà in senso longitudinale e poi a dadini di 1 cm. In una casseruola con fondo antiaderente saltate il peperoncino con il curry, aggiungete i cetrioli e lasciate cuocere a fuoco dolce per 10 minuti. Unite i pomodori tagliati grossolanamente a pezzi e proseguite la cottura per 10 minuti.

In una ciotola mescolate il latte con la maizena e versatelo sulle verdure. Lasciate addensare per 1-2 minuti, mescolando con una spatola.

Servite i cetrioli ben caldi.

Fagiolini alla portoghese

Preparazione: 30 minuti
Cottura: 30 minuti

Per 2 persone
- 250 g di fagiolini verdi
- 100 g di pomodori pelati
- Brodo vegetale
- 30 g di prosciutto cotto magro
- 1 cucchiaio di prezzemolo tritato

Pulite, lavate e tagliate i fagiolini a pezzi.

Schiacciate con una forchetta i pomodori pelati.

In una padella antiaderente preriscaldata, fate rosolare velocemente il prosciutto tagliato a pezzetti. Aggiungete i fagiolini e i pomodori, bagnate con il brodo, girate, salate e portate a ebollizione.

Abbassate la fiamma, coprite la padella e cuocete per circa 30 minuti.

Disponete i fagiolini su un piatto, spolverate con prezzemolo tritato e servite ben caldo.

Al posto dei fagiolini si possono utilizzare i fagiolini larghi chiamati taccole o fagioli corallo.

Fagiolini alla rivierasca

Preparazione: 20 minuti
Cottura: 10 minuti

Per 1 persona

- 250 g di fagiolini verdi sottili e teneri
- 3 filetti di acciuga dissalati
- 1 spicchio d'aglio
- 1 cucchiaio di prezzemolo tritato
- 1/2 tazza di brodo
- Sale e pepe q.b.

Pulite e lavate i fagiolini, lessateli in abbondante acqua salata (devono risultare al dente).

Preparate un trito di prezzemolo, aglio e filetti di acciuga.

In una padella antiaderente mettete il trito e fate rosolare con 3 cucchiai di brodo, aggiungete i fagiolini cotti e scolati molto bene, insaporite per 10 minuti rigirando con cura e aggiungendo un po' di brodo, cospargete di pepe macinato, servite ben caldo.

Questa preparazione si accompagna bene con piatti di uova o carni bianche senza salse.

Formaggio magro al cetriolo

Preparazione: 10 minuti
Senza cottura

Per 2 persone

- 1/2 spicchio d'aglio
- 1/2 cetriolo
- 1/4 di peperone giallo (o verde)
- 250 g di formaggio a basso apporto di grassi

- 1/2 limone
- Sale e pepe q.b.

Sbucciate e tritate l'aglio.

Lavate e sbucciate il cetriolo, tagliatelo a dadini di 1 cm.

Lavate il peperone, eliminate i semi e tagliatelo a striscioline.

In una terrina mescolate il formaggio con il cetriolo, l'aglio e il succo di limone. Regolate di sale e pepe.

Prima di servire decorate con le striscioline di peperone

Funghi alla greca

Preparazione: 20 minuti
Cottura: 12 minuti

Per 2 persone
- 5 cucchiaini di succo di limone
- 2 foglie d'alloro
- 1 cucchiaino di semi di coriandolo
- 1/2 cucchiaino di pepe
- 700 g di funghi (champignon)
- 4 cucchiaini di prezzemolo tritato
- Sale q.b.

Versate 500 ml di acqua in una casseruola con il succo di limone, le foglie d'alloro, i semi di coriandolo e il pepe. Regolate di sale e portate a ebollizione. Fate cuocere a recipiente coperto per 10 minuti. Pulite i funghi e tagliateli a pezzetti. Metteteli nella casseruola e lasciate riprendere l'ebollizione. Cuocete per 2 minuti e spegnete il fornello. Unite il prezzemolo, mescolate delicatamente e fate raffreddare completamente.

Scolate i funghi e distribuiteli nei piatti, irrorate con il liquido di cottura e decorate con alcuni semi di coriandolo.

Gnocchetti di zucca

Preparazione: 10 minuti
Cottura: 30 minuti

Per 4 persone
- 500 g di zucca
- 1 uovo
- 1 cucchiaio di maizena
- Sale

Lessate la zucca in acqua salata e schiacciate fino a ottenere una purea. Lasciate raffreddare la zucca.

Fate un impasto con la zucca, la maizena e l'uovo. Formate degli gnocchetti e bollite in acqua per almeno 3 minuti.

Servite con una salsa di pomodoro, ragù, o con una salsa di verdure.

Insalata del pastore

Preparazione: 15 minuti
Senza cottura

Per 2 persone
- 4 pomodori
- 2 piccoli cetrioli
- 2 cipolle
- 2 peperoncini dolci
- Qualche fogliolina di menta
- Alcune foglioline di prezzemolo
- Il succo di 1/2 limone
- 4 cucchiai di olio di vaselina
- Sale e pepe q.b.

Tagliate i pomodori e i cetrioli a dadini e trasferiteli in una terrina. Affettate finemente le cipolle, tritate il peperoncino e il prezzemolo e metteteli nella terrina insieme con i pomodori e i cetrioli.

Condite con il limone, l'olio di vaselina, il sale e il pepe.

Decorate con le foglioline di menta e servite.

Involtini di melanzane

Preparazione: 40 minuti
Cottura: 25-30 minuti

Per 2 persone

- 2 melanzane rotonde
- 1 tazza di salsa di pomodoro
- 100 g di prosciutto cotto magro (o bresaola di tacchino)
- Aglio, basilico, prezzemolo, origano
- Sale e pepe q.b.

Lavate le melanzane e tagliatele a fette non troppo sottili (3-4mm). Arrostite su una piastra o su una padella antiaderente preriscaldata.

Formate un trito con tutti gli aromi, sale e pepe.

Su ogni fetta di melanzana arrostita, adagiate un po' di trito e una fetta di prosciutto o bresaola di tacchino. Arrotolate come un involtino.

Preparate la salsa di pomodoro: mettere nel mixer una scatola piccola di pelati con sale, pepe, prezzemolo e aglio tritato, frullate per qualche minuto e cuocete in un tegame per circa 10 minuti.

In una teglia foderata con carta da forno stendete la metà della salsa di pomodoro, adagiatevi gli involtini di melanzane e ricopriteli con la restante salsa di pomodoro. Salate, pepate e mettete in forno preriscaldato a 200 °C lasciando cuocere per 15 minuti circa.

Involtini di peperoni

Preparazione: 40 minuti
Cottura: 40 minuti

Per 4 persone

- 4 peperoni gialli e rossi carnosi
- 100 g di bresaola di tacchino (o prosciutto cotto magro)
- Aglio, prezzemolo, basilico, timo, sale e pepe

Lavate i peperoni e metteteli interi in una teglia foderata con carta da forno. Cuocete in forno preriscaldato a 200 °C per circa 30 minuti girando di tanto in tanto fino a quando la pelle non si gonfia e diventa di colore bruno. Togliete i peperoni dal forno, fateli intiepidire, apriteli delicatamente, togliete la pelle e i semini, facendo attenzione a non romperli. Da ogni peperone si dovranno ricavate 4 parti per formare l'involtino.

Fate un trito di aglio, prezzemolo, timo, basilico, sale e pepe.

Su ogni falda di peperone ottenuta mettete un po' di trito aromatico, una fetta di tacchino o prosciutto cotto magro, e arrotolate come un involtino. Adagiate gli involtini su una teglia foderata con carta da forno e cuocete in forno preriscaldato a 200 °C per 10 minuti.

Melanzane al coriandolo

Preparazione: 30 minuti
Cottura: 45 minuti

Per 6 persone

- 5 grosse melanzane
- 5 pomodori
- 4 cucchiai di cipolle tritate

- 1 cucchiaino di peperoncino spezzettato
- 1 cucchiaio di coriandolo fresco tritato
- Sale e pepe q.b.

In una teglia rivestita con carta da forno adagiate 3 melanzane e cuocetele in forno per 30 minuti a 180 °C.

Tagliare le altre 2 melanzane a metà in senso longitudinale e saltatele in padella a fuoco vivo per 10 minuti con 1 pizzico di sale.

Sbucciate e tritate le 3 melanzane cotte in forno.

Affettate i pomodori.

In una padella con fondo antiaderente cuocete le melanzane tritate con i pomodori, le cipolle e il peperoncino. Regolate di sale e pepe e mescolate. Svuotate le melanzane tagliate a metà, lasciando un bordo di 1 cm.

Farcite le melanzane con il composto al peperoncino, profumate con il coriandolo e servite le verdure calde o fredde a piacere.

Melanzane all'indiana

Preparazione: 20 minuti
Cottura: 10 minuti

Per 2 persone
- 50 g di pomodori
- 1 cucchiaio di erbe aromatiche miste tritate
- 1 pizzico di curry
- 1 pizzico di paprika
- 1 pizzico di coriandolo in polvere
- 200 g di melanzane
- 50 g di peperone rosso
- Sale e pepe q.b.

Tagliate i pomodori a dadini e cuoceteli a fuoco dolce in una padella antiaderente. Regolate di sale e pepe e unite le erbe aromatiche e le spezie, mescolate e tenete da parte.

Affettate finemente le melanzane e il peperone e saltateli in padella (separatamente) per pochi minuti. Lasciate raffreddare.

In una teglia rivestita con carta da forno fate uno strato di melanzane, uno di peperoni e uno di pomodori. Infornate per 10 minuti a 180 °C.

Servite subito.

Melanzane alla provenzale

Preparazione: 15 minuti
Cottura: 30 minuti

Per 1 persona

- 1 melanzana
- 1 pomodoro
- 1 cipolla media
- 1 spicchio d'aglio
- 2 rametti di timo
- 1 cucchiaio di basilico tritato
- Sale e pepe q.b.

Lavate e tagliate la melanzana a dadini.

Lavate e tagliate il pomodoro a dadini.

Affettate la cipolla e tritate l'aglio.

Saltate la cipolla in padella con un po' di acqua, aggiungete la melanzana e rosolate a fuoco vivo. Unite il pomodoro, l'aglio e il timo. Regolate di sale e pepe e mescolate. Coprite con un coperchio e cuocete per 30 minuti a fuoco dolce.

Prima di servire profumate con il basilico.

Melanzane con salsa di pomodoro fresco

Preparazione: 20 minuti
Cottura: 1 ora

Per 4 persone
- 600 g di melanzane
- 2 cipolle
- 1 kg di pomodori
- 2 spicchi d'aglio
- Sale e pepe q.b.
- Qualche goccia di olio extravergine d'oliva per ungere la padella antiaderente

Sbucciate le melanzane, dividetele a metà in senso longitudinale e tagliatele a dadini di 1 cm di spessore. Mettete da parte.

In una padella antiaderente leggermente oliata (e asciugata con carta da cucina), dorate a fuoco medio le cipolle affettate.

Pulite i pomodori, tagliateli a pezzetti e aggiungeteli alle cipolle con gli spicchi d'aglio sbucciati e schiacciati. Regolate di sale e pepe. Lasciate cuocere per 30 minuti a fuoco medio e recipiente coperto, quindi frullate e rimettete sul fuoco.

Aggiungete le melanzane e lasciate cuocere, dolcemente, a recipiente coperto, per 30 minuti.

Servite le verdure calde.

Mousse di cetriolo

Preparazione: 25 minuti
Senza cottura
Tempo di riposo (in frigorifero): 12 ore + 1 ora

Per 2 persone
- 4 fogli di gelatina

- 2 cetrioli
- 1 limone non trattato
- 1 cipolla fresca
- 400 g di formaggio a basso apporto di grassi
- 100 ml di latte scremato
- 1 ciuffo di prezzemolo e di dragoncello
- Sale e pepe q.b.

Mettete in ammollo i fogli di gelatina in una ciotola di acqua fredda.

Sbucciate i cetrioli, tagliateli a pezzetti e aggiungete 1 pizzico di sale. Lasciateli sgocciolare dal loro liquido per 1 ora. Sciacquateli sotto il getto dell'acqua fredda e lasciateli asciugare.

Scaldate il latte a fuoco dolce, unite la gelatina e fatela sciogliere completamente.

Mettete nel mixer i cetrioli e frullateli; aggiungete il formaggio, il latte con la gelatina, la scorza tritata e il succo del limone, la cipolla, il prezzemolo e il dragoncello tritati. Regolate di sale e pepe e mescolate.

Trasferite in uno stampo con fondo antiaderente (oppure rivestito con pellicola da cucina) e mettete a riposare in frigorifero per 12 ore prima di servire.

Mousse di melanzane

Preparazione: 40 minuti
Cottura: 30 minuti
Tempo di riposo (in frigorifero): 6 ore

Per 2 persone

- 500 g di melanzane
- 2 peperoni rossi
- 2 spicchi d'aglio

- 2,5 cucchiai di gelatina in polvere
- 2 cucchiai di aceto di lamponi (oppure di mele)
- 2 vasetti di yogurt naturale magro (allo 0% di grassi)
- Sale e pepe q.b.

Cuocete le melanzane e i peperoni al forno per 30 minuti a 180 °C.

Sbucciate gli spicchi d'aglio, eliminate il germe e schiacciateli.

In una piccola casseruola stemperate la gelatina nell'aceto per 5 minuti. Proseguite la cottura a fuoco dolce sempre mescolando fino a quando la gelatina sarà ben amalgamata.

Sbucciate i peperoni, eliminate i peduncoli e i semi.

Tagliate le melanzane a metà e scavatele con un coltello affilato.

Mettete nel mixer l'aglio con la polpa delle melanzane e i peperoni e frullate. Aggiungete la gelatina sciolta nell'aceto e lo yogurt. Regolate di sale e pepe e mescolate.

Trasferite il composto in una terrina e lasciate riposare in frigorifero per 6 ore prima di servire.

Mousse di peperoni

Preparazione: 10 minuti
Cottura: 15 minuti

Per 4 persone

- 1 peperone giallo
- 1 peperone rosso
- 2 cucchiai di dolcificante sintetico in polvere (resistente alla cottura)
- 120 g di prosciutto cotto sgrassato
- 200 g di formaggio a basso apporto di grassi
- 1 ciuffo di prezzemolo
- Sale e pepe q.b.

Sbucciate i peperoni. Tagliateli a metà in senso longitudinale ed eliminate i semi.

Metteteli in una casseruola con acqua fredda e il dolcificante.

Regolate di sale e pepe. Portate a ebollizione e cuocete per 10 minuti.

Scolateli, tenete da parte 4 pezzi e tagliateli a striscioline per la decorazione.

Mettete nel mixer il resto dei peperoni con il prosciutto. Trasferite in una casseruola e cuocete a fuoco dolce per 5 minuti. Versate in una terrina e lasciate raffreddare.

Prima di servire amalgamate il composto con il formaggio e decorate con le striscioline di peperone e alcune foglioline di prezzemolo.

Peperoni saporiti

Preparazione: 40 minuti
Cottura: 45 minuti

Per 2 persone

- 600 g di peperoni verdi
- 1 scatola piccola di pelati
- 100 g di cipolline affettate finemente
- 40 g di prosciutto cotto magro
- 1 pizzico di paprica
- Brodo magro
- Sale q.b.

Su una teglia rivestita con carta da forno arrostite i peperoni in forno preriscaldato a 200 °C girando spesso.

A cottura ultimata aprite i peperoni arrostiti, privateli della pelle e dei semi, tagliateli a strisce lunghe circa 4-5 cm. Lavate e asciugate bene.

Mettete in una padella antiaderente il prosciutto magro tritato grossolanamente e le cipolline e fate rosolare velocemente.

Fate stufare con un po' di brodo magro, spolverate con la paprica, aggiungete i peperoni e i pomodori pelati schiacciati. Aggiustate con il sale.

Mettete il coperchio e fate cuocere a fuoco moderato per circa 30 minuti.

Si serve sia caldo sia tiepido.

Porri brasati

Preparazione: 15 minuti
Cottura: 1 ora

Per 2 persone
- 500 g di porri
- 1 scatola piccola di pelati
- 50 g di prosciutto cotto magro
- 1 carota affettata sottilmente
- 1 cipolla affettata sottilmente
- Brodo magro
- Sale e pepe q.b.

Pulite i porri, eliminando la parte verde e le radici, lavateli e fateli cuocere per 10 minuti in acqua bollente leggermente salata.

In una padella antiaderente mettete il prosciutto cotto tagliato a pezzetti, la cipolla e la carota e fate stufare con un po' di brodo magro.

Unite i pomodori pelati schiacciati o passati, salate e pepate. Coprite la padella e lasciate ridurre leggermente la salsa.

Su una teglia foderata con carta da forno mettete un po' di salsa, adagiatevi i porri e ricopriteli con la rimanente salsa. Coprite la teglia con carta argentata e cuocete in forno caldo a 160 °C per 1 ora.

Servite caldissimo.

RATATOUILLE

Preparazione: 15 minuti
Cottura: 30 minuti

Per 4 persone

- 1 peperone verde e 1 peperone giallo
- 350 g di pomodorini perini pelati e privati dei semi
- 1 grossa cipolla
- 400 g di zucchine
- 400 g di melanzane
- 1 aglio
- 4-5 capperi
- 1 cucchiaio di prezzemolo tritato finemente
- Brodo magro
- Qualche foglia di basilico
- Sale e pepe q.b.

Lavate bene le verdure e tagliate i peperoni a striscioline (2 cm circa), le zucchine a fettine e le melanzane a cubetti.

In una padella antiaderente fate appassire con un po' di brodo magro la cipolla, aggiungete i pomodori schiacciati grossolanamente con la forchetta, le zucchine, le melanzane, i peperoni, l'aglio, il prezzemolo, il basilico, l'origano e i capperi tritati.

Cuocete a fuoco vivace per 30 minuti fino a quando le verdure non avranno perso quasi tutto il loro liquido. A rosolatura ultimata togliete l'aglio.

Disponete su un piatto da portata e spolverate con prezzemolo tritato finemente.

Si serve calda, ma è gustosa anche fredda rendendola più appetitosa aggiungendo, prima di servire, 2 cucchiai di aceto.

Salsa di pomodoro

Preparazione: 20 minuti
Cottura: 9 minuti

Per 2 persone
- 4 pomodori ben maturi
- 1 cipolla rossa (o bianca) tagliata in 8 pezzi
- 2 spicchi d'aglio schiacciati
- 5 peperoncini rossi dolci
- 150 ml di succo di limone (facoltativo)
- Alcune foglioline di coriandolo (oppure di basilico)
- 1 pizzico di sale

Immergete i pomodori in acqua bollente per 30 secondi. Sbucciateli ed eliminate i semi.

Tritateli grossolanamente e trasferiteli nel mixer. Aggiungete la cipolla, l'aglio e il sale.

Eliminate il peduncolo dei peperoncini e tagliateli a metà. Dopo aver eliminato alcuni semi perché la salsa non risulti troppo piccante, tritate i peperoncini grossolanamente.

Metteteli nel mixer con i pomodori e frullate fino a ottenere una salsa omogenea.

Versatela in una casseruola e cuocete a fuoco medio per 6-8 minuti. Lasciate raffreddare per 10 minuti.

Unite il succo del limone (facoltativo) e profumate con il coriandolo (o il basilico) prima di servire.

Spiedini di verdure al forno

Preparazione: 20 minuti
Cottura: 20 minuti

Per 2 persone
- 1 peperone
- 1 zucchina
- 1 melanzana
- 1 cipolla
- 1/2 tazza di brodo magro
- Aglio, prezzemolo, timo e rosmarino
- Sale e pepe q.b.

Pulite e lavate bene tutte le verdure e tagliatele in piccoli pezzi.

Prendete i bastoncini di legno per spiedini e infilzate i pezzettini di verdure alternandoli.

In un mixer mettete 1/2 tazza di brodo magro, uno spicchio d'aglio precedentemente tritato finemente, prezzemolo, rosmarino, timo sale e pepe. Frullate per almeno 2 minuti.

Su una teglia foderata con carta da forno, adagiate gli spiedini, spennellateli con il brodo arricchito di odori e mettete in forno preriscaldato a 220-230 °C per circa 15 minuti, girando 2 o 3 volte.

Al bisogno spennellate nuovamente con il brodo.

Servite caldi.

Spinaci saporiti

Preparazione: 10 minuti
Cottura: 10 minuti

Per 2 persone
- 400 g di spinaci surgelati
- 3 pomodori

- 2 peperoni
- Qualche rametto di timo
- 1 foglia d'alloro
- Sale e pepe q.b.

Preparate gli spinaci come indicato sulla confezione.

Mettete in una casseruola i pomodori tagliati a pezzetti, i peperoni tagliati a striscioline, il timo, l'alloro e 150 ml di acqua.

Regolate di sale e pepe e fate cuocere per 10 minuti a fuoco dolce e recipiente coperto. Aggiungete gli spinaci e lasciate insaporire per qualche minuto.

Servite le verdure ben calde.

Terrina campagnola

Preparazione: 15 minuti
Cottura: 15 minuti

Per 4 persone
- 900 g di carote
- 500 g di porri
- 5 uova sbattute
- 125 g di formaggio a basso apporto di grassi
- 100 g di prosciutto crudo sgrassato tritato
- Sale e pepe q.b.

Grattugiate le carote e frullatele con i porri cotti a vapore. Tenete da parte.

Amalgamate le uova sbattute con il formaggio, il prosciutto, 1 pizzico di sale e di pepe. Unite le verdure, mescolate bene e versate in una teglia rettangolare rivestita con carta da forno.

Infornate a recipiente coperto per 15 minuti a 180 °C.

Terrina di porri

Preparazione: 30 minuti
Cottura: 30 minuti

Per 6 persone
- 2 kg di porri (giovani)
- 4 pomodori
- 1 cucchiaio di aceto (di vino)
- 2 cucchiai di erbe aromatiche tritate
- Sale e pepe q.b.

Prendete una terrina rettangolare. Pulite i porri e tagliate la parte verde, in modo che la parte bianca rimanente sia della stessa lunghezza della terrina. Cuoceteli in acqua bollente leggermente salata per 20-30 minuti. Scolateli nel colapasta, pressandoli affinché perdano l'acqua di cottura. Rivestite con pellicola da cucina la terrina e praticate alcuni fori nella pellicola prima di adagiarvi i porri.

Trasferite in frigorifero per qualche ora: l'eventuale acqua residua dei porri colerà attraverso i fori della pellicola.

Nel frattempo immergete per pochi secondi i pomodori nell'acqua bollente, sbucciateli e frullate la polpa con l'aceto e le erbe aromatiche. Regolate di sale e di pepe e mescolate.

Servite i porri con la salsa di pomodoro.

Tofu alla pizzaiola

Preparazione: 10 minuti
Cottura: 35 minuti

Per 2 persone
- 250 g di tofu
- Verdure grigliate (zucca, melanzane, zucchine)

- 2 bicchieri di passata di pomodoro
- 2 cucchiai di verdure preparate per soffritto (cipolla, sedano e carota)
- 1 scalogno
- 1 dado magro per brodo vegetale
- Origano
- Sale e pepe q.b.

Grigliate il tofu tagliato a cubetti.

In un pentolino fate dorare il preparato per soffritto aggiungendo il dado, lo scalogno, l'origano (se necessario aggiungete acqua). A doratura ultimata versate i due bicchieri di passata di pomodoro e lasciate cuocere per almeno 30 minuti girando regolarmente per non far attaccare il sugo. A fine cottura aggiungete i cubetti di tofu grigliati e cuocete per circa 2 minuti. Servite con accompagnamento di verdure grigliate.

Tortino di bieta e funghi

Preparazione: 10 minuti
Cottura: 20 minuti

Per 2 persone

- 1 uovo
- 300 g di bieta
- 150 g di funghi champignon
- 1/4 di cipolla
- Sale e peperoncino

Lessate la bieta ben lavata in acqua salata per due minuti al massimo (deve restare croccante). Mettete in una padella a fuoco medio i funghi champignon lavati e tagliati a lamelle privandoli dell'acqua. Imbiondite la cipolla in una padella antiaderente e, a rosolatura ultimata, aggiungete gli champignon già privati dell'acqua. Rosolate per 3 minuti con le cipolle e aggiungete la bieta spolverando con peperoncino e sale.

Mescolate per bene fino alla completa evaporazione dell'acqua. Infine aggiungete l'uovo precedentemente battuto.

Tzatziki

Preparazione: 10 minuti
Senza cottura
Tempo di riposo (in frigorifero): alcune ore

Per 1 persona
- 1/2 cetriolo
- 1 spicchio d'aglio affettato finemente
- 2 vasetti di yogurt naturale magro (allo 0% di grassi)
- Sale q.b.

Sbucciate il cetriolo, eliminate i semi e affettatelo finemente. Mettetelo in un colapasta con un pizzico abbondante di sale e lasciatelo sgocciolare per qualche minuto.

Mescolatelo al resto degli ingredienti e lasciate raffreddare alcune ore in frigorifero prima di servire.

Vellutata di zucchine

Preparazione: 10 minuti
Cottura: 30 minuti

Per 1 persona
- 350 ml di acqua
- 1 dado da brodo di pollo magro

- 3 o 4 zucchine
- 1 vasetto di yogurt naturale magro (allo 0% di grassi) compatto

Versate l'acqua in una casseruola, unite il dado da brodo e lasciatelo sciogliere completamente prima di aggiungere le zucchine grattugiate. Cuocete per 30 minuti a fuoco medio e recipiente coperto, mescolando di tanto in tanto.

A fuoco spento unite lo yogurt, trasferite nel mixer e frullate. Servite subito.

VELLUTATA FREDDA DI ZUCCHINE AL BASILICO

Preparazione: 7 minuti
Cottura: 8 minuti

Per 1 persona
- 2 zucchine (medie)
- 2 dadi da brodo di pollo magri
- 2 vasetti di yogurt naturale magro (allo 0% di grassi)
- 6 foglie di basilico fresco tritate
- Sale e pepe q.b.

Affettate le zucchine. Mettetele in un tegame con acqua bollente leggermente salata e cuocete per 8 minuti. Nel frattempo portate a ebollizione 200 ml di acqua con i dadi da brodo.

Spegnete il fornello quando i dadi saranno completamente sciolti. Scolate le zucchine e frullatele con il brodo, unire 400 ml di acqua molto fredda e lo yogurt e amalgamate. Regolate di sale e pepe e conservate in frigorifero fino al momento di servire.

Gustate la vellutata ben fredda, aggiungendo cubetti di ghiaccio se necessario.

Profumate con il basilico.

VERDURE ALLA PROVENZALE

Preparazione: 10 minuti
Cottura: 55 minuti

Per 6 persone
- 5 pomodori
- 1 zucchina
- 2 melanzane
- 500 g di peperoni rossi
- 2 peperoni verdi
- 8 spicchi d'aglio
- 1 pizzico di timo
- 1 pizzico di santoreggia
- 5 foglie di basilico
- Sale e pepe q.b.

Preriscaldate il forno a 160 °C.

Lavate i pomodori, la zucchina e le melanzane, asciugateli e affettateli.

Lavate i peperoni, asciugateli e tagliateli a pezzetti, eliminando completamente i semi.

In una teglia rivestita con carta da forno adagiate ai lati, alternandole, le fettine dei pomodori, delle melanzane e della zucchina e disponete al centro i peperoni e gli spicchi d'aglio in camicia.

Profumate con le erbe aromatiche tritate, regolate di sale e pepe e infornate.

Cuocete per 55 minuti irrorando con acqua per mantenere morbide le verdure.

ZUCCHINE ALLA CONTADINA

Preparazione: 10 minuti
Cottura: 20 minuti

Per 2 persone
- 200 g di zucchine
- 100 g di formaggio a basso apporto di grassi
- 1 cucchiaino di erbe aromatiche
- Alcune foglioline di prezzemolo tritato
- Sale e pepe q.b.

Sbucciate le zucchine, eliminate i semi, affettatele e cuocete a vapore. Trasferitele in una teglia e coprite con una salsa preparata amalgamando il formaggio con le erbe aromatiche, un pizzico di sale e di pepe. Fate cuocere in forno a 210 °C per qualche minuto.

Profumate con il prezzemolo prima di servire.

ZUCCHINE SAPORITE AI POMODORI

Preparazione: 10 minuti
Cottura: 40 minuti

Per 2 persone
- 2 zucchine
- 4 pomodori
- 1 cucchiaino di erbe aromatiche
- 1 spicchio d'aglio
- Sale e pepe q.b.

Tagliate le zucchine a dadini e trasferitele in una casseruola. Aggiungete i pomodori sbucciati, privati dei semi e tagliati a dadini e le erbe aromatiche. Cuocete a fuoco dolce e a recipiente coperto per 35-40 minuti.

Al termine della cottura unite l'aglio schiacciato, regolate di sale e pepe e servite.

ZUPPA DI CAROTE E ZUCCHINE PROFUMATA AL LIMONE

Preparazione: 10 minuti
Cottura: 10 minuti

Per 2 persone

- 1 litro d'acqua
- 2 dadi da brodo di pollo magri
- 1 pizzico di zafferano
- 2 carote
- 2 zucchine
- 2 tuorli
- 1 limone

Portate l'acqua a ebollizione con i dadi da brodo e lo zafferano.

Nel frattempo grattugiate in modo grossolano e separatamente le carote e le zucchine.

Mettete le carote nel brodo e cuocete per 5 minuti. Aggiungete le zucchine e proseguite la cottura per 3 minuti. Unite 1 o 2 tuorli, il succo e la scorza del limone, mescolate e cuocete ancora a fuoco medio senza portare a ebollizione per 1-2 minuti.

Servite la zuppa calda.

ZUPPA DI CAROTE, FINOCCHI E TIMO

Preparazione: 20 minuti
Cottura: 25 minuti

Per 3 persone

- 350 g di cipolle
- 350 g di porri
- 2 spicchi d'aglio affettati
- 1/4 di cucchiaino di semi di finocchio
- Alcune foglioline di timo
- 4 carote (di medie dimensioni) tagliate a dadini
- 1 finocchio tagliato a dadini
- 1 litro di brodo di pollo sgrassato
- Sale e pepe q.b.
- Qualche goccia di olio extravergine d'oliva per ungere la padella antiaderente

In una padella antiaderente leggermente oliata (e asciugata con carta da cucina) rosolate a fuoco medio le cipolle, i porri e l'aglio.

Aggiungete le carote e i finocchi e lasciate insaporire per alcuni minuti. Versate il brodo, regolate di sale e pepe, unite i semi di finocchio e mescolate. Proseguite la cottura fino a quando i finocchi e le carote saranno teneri. Se il brodo si restringe troppo, aggiungete acqua.

Prima di servire, profumate con il timo e decorate con un ciuffetto di finocchio crudo.

ZUPPA DI FINOCCHI AL TIMO

Preparazione: 15 minuti
Cottura: 30 minuti

Per 1 persona
- 1 finocchio piccolo
- 2 pomodori
- 1 zucchina
- 1 pizzico di timo
- 1 piccolo rametto di alloro
- 2 cucchiai di formaggio a basso apporto di grassi
- Sale e pepe q.b.

Tagliate il finocchio in 4 parti e cuocetelo in 500 ml di acqua con un pizzico di sale.

Pulite i pomodori e la zucchina, tagliateli a pezzetti e uniteli al finocchio insieme con il timo e l'alloro.

Fate cuocere per 15 minuti a fuoco medio e recipiente coperto fino a quando le verdure saranno tenere.

Eliminate l'alloro e frullate. Regolate di sale e pepe e amalgamate il formaggio prima di servire.

ZUPPA DI INDIVIA

Preparazione: 15 minuti
Cottura: 15 minuti

Per 4 persone
- 800 g di radicchio indivia (cicoria belga)
- 1 litro di brodo di carne sgrassato
- 1 cipolla
- 100 g di «prosciutto» di pollo affumicato

Tritate l'indivia e fatela cuocere nel brodo di carne per 10 minuti a fuoco medio.

Nel frattempo, in una padella antiaderente, saltate la cipolla sbucciata e tritata e il «prosciutto» tagliato a dadini. Uniteli all'indivia, mescolate e cuocete per qualche minuto a fuoco medio.

Servite la zuppa ben calda.

Zuppa di melanzane al curry rosso

Preparazione: 20 minuti
Cottura: 45 minuti

Per 2-3 persone

- 1 melanzana
- 1 cipolla rossa tritata
- 1 peperoncino affettato
- 1 cucchiaio di curry rosso in polvere
- 1/2 cucchiaino di cannella (oppure di coriandolo) in polvere
- 1/4 di cucchiaino di chiodi di garofano in polvere
- 250 g di polpa di pomodoro (oppure di pomodori freschi sbucciati e tagliati a dadini)
- 750 ml di brodo vegetale
- Sale q.b.
- Qualche goccia di olio extravergine d'oliva per ungere la padella antiaderente

Eliminate il peduncolo della melanzana e tagliatela a pezzetti di 2,5 cm di spessore.

In una casseruola leggermente oliata (e asciugata con carta da cucina) rosolate la cipolla a fuoco medio per 3 minuti, unite il peperoncino, il curry, la cannella (o il coriandolo) e i chiodi di garofano in polvere. Regolate di sale e lasciate insaporire per 2 minuti.

Aggiungete la melanzana, la polpa di pomodoro e il brodo e cuocete per 40 minuti a recipiente parzialmente coperto.

Lasciate raffreddare prima di servire.

ZUPPA DI RAPE AL CURRY

Preparazione: 20 minuti
Cottura: 45 minuti

Per 2 persone

- 1 kg di rape
- 1 cipolla
- 4 spicchi d'aglio
- 1 pizzico di curry in polvere
- 900 ml di pollo sgrassato
- Qualche goccia di tabasco
- 1/2 limone
- 200 g di yogurt naturale magro (allo 0% di grassi)
- 70 g di fettine di prosciutto sgrassato
- Prezzemolo (o erba cipollina) tritato q.b.
- 1 pizzico di noce moscata (oppure di curcuma)
- Sale e pepe q.b.

Sbucciate ed eliminate la parte centrale (dura) delle rape. Tenete da parte.

Sbucciate la cipolla e tritatela grossolanamente. Sbucciate l'aglio e affettatelo.

Saltate l'aglio e la cipolla a fuoco medio in una casseruola con fondo antiaderente, coprite e cuocete per 5 minuti.

Aggiungete le rape, mescolate e proseguite la cottura per 10 minuti. Aromatizzate con il curry, versate il brodo e cuocete per 30 minuti in leggera ebollizione.

Mettete il tutto nel mixer e frullate. Regolate di sale e pepe, unite il tabasco e il succo di 1/2 limone e trasferite nuovamente nella casseruola. Scaldate e amalgamate 150 g di yogurt.

Saltate in padella il prosciutto tagliato a striscioline fino a quando sarà croccante.

Servite la zuppa con lo yogurt rimanente, decorate con il prosciutto, profumate con il prezzemolo e la noce moscata (o la curcuma) e servite.

ZUPPA FREDDA DI PEPERONI E CETRIOLI

Preparazione: 15 minuti
Senza cottura

Per 1 persona
- 1 peperone rosso
- 1 peperone verde
- 4 pomodori
- 2 cetrioli
- 1ciuffo di menta fresca
- Sale e pepe q.b.

Lavate e sbucciate i peperoni, i pomodori e i cetrioli. Tagliateli ed eliminate i semi.

Mettete le verdure nel mixer e frullatele con la menta.

Regolate di sale e pepe e servite la zuppa fredda.

Zuppa fredda di pomodori

Preparazione: 20 minuti
Senza cottura

Per 4 persone
- 1 kg di pomodori
- 1 cipolla
- 1 spicchio d'aglio
- Alcune foglioline di prezzemolo, basilico, santoreggia e timo
- Sale e pepe q.b.

Lavate i pomodori, tagliateli in 4 parti ed eliminate i semi.

Sbucciate e tagliate la cipolla in 4 parti.

Sbucciate l'aglio.

Mettete nel mixer i pomodori con il prezzemolo, il basilico, la cipolla e l'aglio.

Pulite il timo e la santoreggia e uniteli al frullato di verdure. Regolate di sale e pepe e mescolate.

Versate la zuppa in una zuppiera e refrigerate in frigorifero prima di servirla.

Zuppa fredda di verdure

Preparazione: 15 minuti
Senza cottura
Tempo di riposo (in frigorifero): 1 ora

Per 2 persone
- 600 g di pomodori
- 200 g di carote
- 1 gambo di sedano con le sue foglioline
- 1 limone

- Qualche goccia di tabasco
- Sale e pepe q.b.

Tagliate i pomodori, le carote e il sedano a pezzetti di 2 cm.

Lavate il limone, sbucciatene metà e tagliatelo a dadini.

Mettete tutti gli ingredienti nel mixer e frullate. Regolate di sale e pepe e insaporite con il tabasco.

Lasciate riposare 1 ora in frigorifero prima di servire.

DESSERT

Uova al latte

Preparazione: 10 minuti
Cottura: 40 minuti

Per 2 persone
- 500 ml di latte scremato
- 60 g di dolcificante sintetico in polvere (resistente alla cottura)
- 1 baccello di vaniglia
- 4 uova

Portate a ebollizione il latte con il dolcificante e il baccello di vaniglia tagliato a metà. Sbattete le uova in una terrina.

Eliminate il baccello di vaniglia e versate lentamente il latte caldo sulle uova mescolando con una frusta.

Trasferite in una teglia e cuocete in forno a bagnomaria per 40 minuti a 180 °C.

Servite il dessert freddo.

Uova di neve

Preparazione: 20 minuti
Cottura: 10 minuti

Per 2 persone
- 250 ml di latte scremato
- 2 uova
- 1 cucchiaio di dolcificante sintetico in polvere (resistente alla cottura)

Portate il latte a ebollizione.

Separate gli albumi dai tuorli e sbattete questi ultimi con il dolcificante, versate lentamente il latte bollente e amalgamate bene.

Trasferite in una casseruola e cuocete a fuoco dolce sempre mescolando con una frusta.

Quando la crema inizia ad addensare, spegnete il fornello e lasciate raffreddare completamente.

Montate gli albumi a neve e con l'aiuto di un cucchiaio prelevate piccole porzioni e immergetele in acqua bollente. Quando si saranno gonfiate, raccoglietele con una schiumarola e adagiatele in un piatto.

Servite la crema con le palline di albumi.

LE SALSE

Salsa agli scalogni

Preparazione: 10 minuti
Cottura: 10 minuti

Per 10 porzioni
- 12 scalogni
- 120 ml di aceto
- 13 cucchiai di latte scremato
- 1 tuorlo
- Sale e pepe q.b.

Sbucciate e tritate gli scalogni e metteteli in una casseruola con l'aceto. Cuocete per 10 minuti.

A fuoco spento unite il latte, il tuorlo sbattuto e mescolate energicamente. Regolate di sale e pepe e servite subito.

Salsa agli spinaci

Preparazione: 10 minuti
Cottura: 3-4 minuti

Per 4 porzioni
- 100 g di spinaci
- 2 cucchiai di yogurt naturale magro (allo 0% di grassi)
- 200 ml di brodo di pollo (o di tacchino) sgrassato
- 1 pizzico di noce moscata (oppure di curcuma)
- Sale q.b.

Lavate gli spinaci e cuoceteli per pochi minuti in acqua bollente con un pizzico di sale. Scolateli e frullateli. Unite lo yogurt e il brodo di pollo e amalgamate.

Scaldate per 1 minuto a fuoco vivo.

Prima di servire regolate di sale e profumate con la noce moscata (o la curcuma).

Salsa ai capperi

Preparazione: 10 minuti
Cottura: 15 minuti

Per 2 porzioni
- 2 cucchiai di concentrato di pomodoro
- 4 cucchiai di latte scremato
- 7 cetriolini sottaceto
- 12 capperi
- Sale e pepe q.b.

Amalgamate il concentrato di pomodoro con il latte.
Aggiungete 100 ml di acqua e i cetriolini tritati.
Portate a ebollizione per 15 minuti.
Regolate di sale e pepe e unite i capperi prima di servire.

Salsa ai peperoni

Preparazione: 15 minuti
Senza cottura
Tempo di riposo: 1 ora

Per 2 porzioni
- 1 peperone rosso
- 1 spicchio d'aglio
- 1/2 cipolla
- 1 peperoncino piccolo
- 1 limone

- Qualche goccia di tabasco
- Sale e pepe q.b.

Lavate il peperone, eliminate i semi e tagliatelo a striscioline.

Sbucciate l'aglio e la cipolla e tritateli.

Lavate il peperoncino e tagliatelo a pezzetti. Spremete il limone.

In una terrina mescolate il peperone, l'aglio, la cipolla, il peperoncino e il succo di limone con il tabasco. Regolate di sale e pepe.

Lasciate riposare per 1 ora prima di servire.

Salsa al curry

Preparazione: 10 minuti
Senza cottura

Per 4 porzioni
- 1 uovo
- 1/2 cipolla
- 1 cucchiaino di curry
- 1 vasetto di yogurt naturale magro (allo 0% di grassi)

Fate cuocere l'uovo in acqua bollente, sbucciatelo e prelevate il tuorlo. Sbucciate e tritate finemente la cipolla e mescolatela con il tuorlo sbriciolato e il curry. Unite lentamente lo yogurt e amalgamate.

Salsa al formaggio

Preparazione: 10 minuti
Senza cottura

Per 2 porzioni
- 100 g di formaggio a basso apporto di grassi

- 1/2 limone
- 2 piccole cipolle fresche
- 1/2 finocchio
- 1 cucchiaino di basilico (oppure di prezzemolo) tritato
- Sale e pepe q.b.

Mescolate il formaggio con il succo del limone. Regolate di sale e pepe.

Aggiungete la cipolla sbucciata e tritata, il finocchio affettato finemente e il basilico.

Amalgamate bene e conservate in frigorifero fino al momento di servire.

Salsa al limone

Preparazione: 10 minuti
Senza cottura

Per 4 porzioni
- 1/2 limone
- 1 vasetto di yogurt naturale magro (allo 0% di grassi)
- 1 mazzetto di erba cipollina
- Sale e pepe q.b.

Spremete il succo del limone e amalgamatelo con cura allo yogurt.

Tritate finemente l'erba cipollina e unitela allo yogurt.

Regolate di sale e pepe prima di servire.

Salsa al prezzemolo

Preparazione: 10 minuti
Senza cottura

Per 2 persone
- 1 mazzo di prezzemolo
- 1 cipolla media
- 1,5 limoni
- Sale q.b.

Lavate il prezzemolo e asciugatelo con carta da cucina. Tritatelo grossolanamente e tenete da parte.

Sbucciate la cipolla e tritatela.

In una ciotola mettete il prezzemolo e la cipolla, unite la polpa di 1 limone e il succo di 1/2 limone.

Salate e mescolate. Servite la salsa fredda.

Ideale per accompagnare le grigliate.

Salsa all'erba cipollina

Preparazione: 10 minuti
Cottura: 5 minuti

Per 4 porzioni
- 125 ml di latte scremato
- 90 ml di panna fresca al 5% di grassi
- 4 cucchiaini di maizena
- 1 mazzetto di erba cipollina
- 1 limone verde
- 1 cucchiaio di pepe verde in grani
- Sale q.b.

Scaldate il latte e la panna in una casseruola e amalgamate. Regolate di sale e stemperate la maizena.

Portate a ebollizione sempre mescolando.

Tritate l'erba cipollina, mescolatela al succo del limone con 1 pizzico di sale e il pepe in grani macinato e unitela al composto di latte e panna.

Salsa alla cipolla

Preparazione: 10 minuti
Cottura: 2 minuti

Per 10 porzioni

- 1 grossa cipolla
- 125 ml di brodo vegetale
- 1 tuorlo
- 1 formaggino cremoso tipo petit suisse a basso apporto di grassi (oppure 125 g di ricotta fresca magra)
- 1 cucchiaio di aceto
- 1 cucchiaino di senape
- Sale e pepe q.b.

Tritate finemente la cipolla sbucciata. Cuocetela in una casseruola nel brodo per 2 minuti a fuoco medio.

Nel frattempo mescolate in una terrina il tuorlo con il formaggio, l'aceto, la senape e 1 pizzico di sale e pepe.

Unite lentamente il brodo raffreddato e mescolate bene.

Servite la salsa fredda.

Salsa alla paprika e peperoni

Preparazione: 15 minuti
Cottura: 40 minuti

Per 8 porzioni

- 4 pomodori
- 1 peperone rosso
- 1 peperone giallo
- 1 cipolla
- 1 cucchiaino di dolcificante sintetico in polvere (resistente alla cottura)
- 100 ml di aceto di vino
- 1 pizzico di paprika
- Sale e pepe q.b.

Lavate i pomodori e i peperoni, eliminate i semi e sbucciateli.
Sbucciate la cipolla.
Mettete tutti gli ingredienti nel mixer e frullate.
Filtrate attraverso un colino e trasferite in una casseruola.
Cuocete a fuoco dolce e recipiente coperto per 40 minuti.

Salsa alla senape

Preparazione: 10 minuti
Cottura: 5 minuti

Per 8 porzioni

- 2 cucchiaini di maizena
- 1 tuorlo di uovo sodo
- 2 cucchiaini di aceto
- 2 cucchiaini di senape
- Erbe aromatiche a piacere

Stemperate la maizena in 200 ml di acqua e cuocete per 5 minuti.

Lasciate raffreddare prima di unire il tuorlo sbriciolato e amalgamato con l'aceto e la senape.

Profumate con le erbe aromatiche e regolate di sale e pepe.

Se la salsa non vi sembra abbastanza liquida, aggiungete altro aceto.

Salsa alle erbe aromatiche

Preparazione: 15 minuti
Cottura: 2 minuti

Per 2 porzioni

- 3 steli di prezzemolo
- 3 pizzichi di dragoncello
- 4 steli di erba cipollina
- 2 spicchi d'aglio
- 2 scalogni
- 2 cucchiaini di maizena
- 2 cucchiai di formaggio a basso apporto di grassi
- Sale e pepe q.b.

Tritate finemente le erbe aromatiche, l'aglio e gli scalogni.

Stemperate la maizena in 100 ml di acqua e unitela al formaggio insieme con l'aglio e gli scalogni.

Cuocete a fuoco dolce per 2 minuti. Poco prima del termine della cottura unite le erbe aromatiche.

Regolate di sale e pepe e servite.

Salsa allo zafferano

Preparazione: 2 minuti
Senza cottura

Per 2 porzioni
- 1 cucchiaino di maizena
- 1 mestolo di brodo di pesce
- 1 bustina di zafferano
- Sale e pepe q.b.

Stemperate la maizena nel brodo di pesce a temperatura ambiente. Unite lo zafferano e mescolate.

Regolate di sale e pepe prima di servire.

Salsa besciamella

Preparazione: 6 minuti
Cottura: 4-5 minuti

Per 4 porzioni
- 40 g di maizena
- 500 ml di latte scremato
- 1 pizzico di noce moscata
- Sale e pepe q.b.

In una casseruola stemperate con una frusta la maizena nel latte freddo e fate addensare a fuoco dolce per 4-5 minuti.

Regolate di sale e pepe e profumate con la noce moscata prima di servire.

Salsa bianca

Preparazione: 15 minuti
Cottura: 3 minuti

Per 3 porzioni

- 250 ml di brodo di pollo (o di tacchino) sgrassato
- 2 cucchiai di latte scremato
- 1 cucchiaio di maizena
- 1 pizzico di noce moscata
- Sale e pepe q.b.

Mescolate a freddo il brodo con il latte, stemperate la maizena e trasferite in una casseruola. Lasciate addensare a fuoco dolce mescolando con una spatola. A fuoco spento regolate di sale e pepe e profumate con la noce moscata.

Salsa cinese

Preparazione: 15 minuti
Senza cottura

Per 2 porzioni

- 1 cipolla
- 1 cucchiaino di aceto di mele
- 1 cucchiaino di senape
- 1 pizzico di zenzero fresco grattugiato
- 1 limone
- Sale e pepe q.b.

Tritate finemente la cipolla. Unite 1 cucchiaio di succo di limone, l'aceto, la senape, lo zenzero e la cipolla e mescolate.

Regolate di sale e pepe prima di servire.

Salsa cremosa al pomodoro e scalogni

Preparazione: 10 minuti
Senza cottura

Per 6 porzioni

- 4 pomodori freschi
- 100 g di formaggio a basso apporto di grassi
- 5 scalogni
- Il succo di 1 limone
- Sale e pepe q.b.

Immergete i pomodori in acqua bollente per 30 secondi e poi sbucciateli.

Mettete tutti gli ingredienti nel mixer e frullate.

Servite la salsa fredda.

Salsa di formaggio e uova sode al dragoncello

Preparazione: 10 minuti
Senza cottura

Per 8 porzioni

- 1 cucchiaino di senape
- 1 cucchiaio di aceto di mele
- 2 cucchiai di olio di vaselina (al dragoncello)
- 250 g di formaggio a basso apporto di grassi
- 2 uova sode
- 1 scalogno tritato
- 3 cetriolini sottaceto tritati
- Qualche rametto di dragoncello
- Sale e pepe q.b.

In una ciotola amalgamate la senape con l'aceto di mele, 1 pizzico di sale e di pepe. Emulsionate con l'olio di vaselina e aggiungete il formaggio, le uova sode tritate, lo scalogno, i cetriolini e le foglioline di dragoncello.

Mescolate e servite.

Salsa lionese

Preparazione: 10 minuti
Senza cottura

Per 5 porzioni

- 1 spicchio d'aglio
- 1 scalogno
- 120 g di formaggio a basso apporto di grassi
- 1 cucchiaio di aceto di vino
- Sale e pepe q.b.

Sbucciate l'aglio e lo scalogno e tritateli finemente.

Amalgamate il formaggio con l'aceto e 1 pizzico di sale e pepe. Unite l'aglio e lo scalogno e frullate fino a ottenere un composto omogeneo.

Salsa olandese

Preparazione: 15 minuti
Cottura: 5 minuti

Per 2 porzioni

- 1 uovo
- 1 cucchiaino di senape
- 1 cucchiaio di latte scremato

- 1 cucchiaio di succo di limone
- Sale e pepe q.b.

Separate l'albume dal tuorlo.

In una ciotola mettete il tuorlo, la senape e il latte e fate addensare la salsa a bagnomaria mescolando energicamente con una frusta. A fuoco spento unite il succo del limone senza smettere di mescolare.

Montate gli albumi a neve e incorporateli delicatamente al composto.

Regolate di sale e pepe prima di servire.

Salsa portoghese

Preparazione: 10 minuti
Cottura: 30 minuti

Per 6 porzioni
- 8 pomodori
- 6 spicchi d'aglio
- 2 cipolle medie
- 2 foglie d'alloro
- Erbe aromatiche a piacere
- 1 cucchiaio di concentrato di pomodoro
- 1 peperone verde
- Sale e pepe q.b.

Cuocete a fuoco vivo i pomodori con l'aglio schiacciato, le cipolle affettate, l'alloro e le erbe aromatiche per 10 minuti.

Regolate di sale e pepe e aggiungete il concentrato di pomodoro e il peperone tagliato a striscioline. Proseguite la cottura a fuoco dolce per 20 minuti circa. Eliminate le foglie d'alloro e frullate.

A piacere potete unire un pizzico di peperoncino.

Care lettrici e cari lettori...

Un milione di copie de *La dieta Dukan* è un ottimo risultato! Da alcuni anni questo libro circola tra voi e me. Ecco perché mi avete chiesto le Ricette della dieta Dukan, che io ho creato per voi. Mi avete accordato la vostra fiducia, e io un aiuto attento e amichevole. Una parte di voi ha seguito il mio metodo e le sue linee guida, è dimagrito e ha stabilizzato il suo peso. Altri, meno sicuri, più vulnerabili e dipendenti dal cibo, hanno bisogno di essere seguiti e supportati con più attenzione.

Per queste persone è stato creato un sito web che offre un servizio di coaching online volto a fornire indicazioni specifiche a ognuno e, in particolare, un autentico monitoraggio quotidiano e interattivo. Proprio per loro, ho chiesto e ottenuto che abbiano un accesso preferenziale. Nell'ottica della diffusione su più larga scala del metodo che io ritengo essere il più efficace fra quelli attualmente proposti, ho concordato con la casa editrice italiana e con i responsabili del sito di assistenza di accogliere i lettori del libro come amici e di concedere loro delle condizioni di accesso ultrapreferenziali indicando il codice privilegiato SPERLING.

A presto,
Pierre Dukan

Ringraziamenti

Ringrazio Roland Chotard, uno degli chef più noti di Yvelines, che in cambio dei 30 chili persi con *La dieta Dukan* mi ha offerto il suo aiuto per la creazione delle mie ricette, arricchendole così della sua inventiva e professionalità, stimolato anche dal suo desiderio di dimagrire senza rinunciare alla piacevolezza gastronomica.

Un grazie a Gaë Boulet, uno dei più importanti chef di *Ducasse* a Parigi, per la preziosa consulenza nell'arte di creare una melodia a livello gustativo utilizzando semplici accordi e sostituendo il sapore dei grassi con quello degli aromi.

Indice delle ricette*

I piatti a base di proteine

POLLAME	37
Ali di pollo alla griglia	39
Brodo di gallina alle cozze	39
Brodo di pollo alla thailandese	40
Cosce di pollo al cartoccio	41
Fesa di tacchino al cartoccio	42
Galletto al limone in crosta di sale	43
Pasticcio freddo di pollo	44
Pollo al limone	44
Pollo al timo	45
Pollo all'indiana	46
Pollo allo yogurt	47
Pollo allo zenzero	48
Pollo esotico	49
Pollo saltato in padella con limone e capperi	50
Pollo saltato in padella con peperoncini dolci	50
Pollo tandoori	51
Polpette al limone	52
Quaglie ripiene	53
Rotolini di pollo al vapore	54
Scaloppine di pollo (o tacchino) al curry e yogurt	54

* Vi piacciono queste ricette? Ne trovate molte altre sul sito di coaching online www.dietadukan.it

Approfittate dell'accesso preferenziale riservato ai lettori.

Scaloppine di tacchino al cartoccio 55
Soufflé di fegatini di pollo 56
Spiedini di pollo alla senape 57
Spiedini di pollo alle spezie 58
Spiedini di pollo marinati 58
Tacchino al latte 59
Terrina di «prosciutto» 60
Terrina di volatili 61
Timballo di tacchino 62
Torta salata di tacchino 63

CARNI 65
Antipasto di prosciutto 67
Arrosto di vitello in salsa 67
Coniglio al cartoccio 68
Coniglio in salsa piccante 69
Costate di vitello con salsa di pomodoro 69
Fegato alla veneziana 70
Hamburger alla Bismarck 71
Involtini di carne e prosciutto 72
Involtini di prosciutto all'erba cipollina 73
Manzo marinato in salsa di soia 73
Polpette di manzo alle erbe 74
Polpette orientali 75
Polpettone in cassetta 76
Saltimbocca 77

UOVA 79
Brodo di manzo ai tuorli 81
Cocottine di uova e salmone 81
Omelette al tofu 82
Omelette al tonno 83
Piccoli flan alla polpa di granchio 83
Quiche 84
Scodelline di uova, tonno e gamberetti 84
Sformato al surimi 85
Soufflé al prosciutto 86
Terrina di uova e salmone 86
Uova farcite alle sardine 87
Uova sode al curry 88
Uova strapazzate al salmone affumicato 89
Uova strapazzate alla noce moscata 89
Uova strapazzate con polpa di granchio 90

PESCE E FRUTTI DI MARE 91
Ali di razza alle erbe aromatiche 93

Alici marinate 94
Calamari alla provenzale 94
Capesante con salsa al formaggio 95
Carpaccio di tonnetto 96
Coppette di gamberetti all'aneto 97
Coppette di sgombri 97
Cuori di salmone 98
Filetti di merluzzo con scalogni e senape 99
Filetti di merluzzo giallo all'indiana 99
Filetti di ombrina al vapore con menta e cannella 100
Filetti di orata al cartoccio 101
Filetti di sgombro saporiti 101
Filetti di sogliola all'acetosella 102
Filetti di sogliola con pomodoro e basilico 103
Filetto di salmone saporito 103
Involtini di salmone affumicato 104
Merluzzo al curry 105
Merluzzo alle erbe aromatiche 106
Merluzzo giallo con i capperi 107
Mousse di capesante 108
Omelette ai frutti di mare 108
Orata al cartoccio con cipolla e prezzemolo 109
Orata in crosta di sale 109
Plumcake di gamberetti 110
Plumcake di pesce 110
Rondelle di salmone affumicato 111
Salmone saporito 112
Scaloppine di salmone con salsa alla senape 113
Sformato di pesce al forno 114
Spiedini di sarde 114
Tartare di branzino al limone verde 115
Tartare di orata con cetriolo e cipollotti 116
Tartare di tonno 116
Tartare di tonno e orata 117
Terrina ai frutti di mare 118
Terrina di nasello 119
Terrina di pesce con agar-agar 119
Terrina di salmone e luccio al limone verde 120
Terrina di tonno 121
Tonno grigliato 122
Tonno saporito 122
Torta salata di tonno 123
Tortino di alici 123

FOCACCE	125
Focaccina al formaggio	127
Focaccina con bresaola	128
Focaccina dolce	128
Focaccina salata	129
Pane Dukan	130
Pizza al tonno	131
Torta alla cannella	132
DESSERT	135
Bavarese di formaggio fresco alla vaniglia	137
Biscotti alla crusca d'avena	137
Biscotti alla vaniglia	138
Budino alla vaniglia	139
Budino speziato	139
Cheesecake	140
Crema al caffè	140
Crema al cioccolato	141
Crema alla vaniglia	142
Crema alle spezie	142
Crema dessert	143
Crema dolce al formaggio	144
Crema dorata	144
Crema esotica	145
Crema giapponese	146
Crema soffice alla vaniglia	146
Crema spalmabile Dukan	147
Dolce al cacao	147
Dolce al formaggio	148
Dolce al limone	148
Dolce allo yogurt	149
Dolce di formaggio profumato al limone	150
Dolce soffice all'arancia	150
Dolce soffice allo yogurt	151
Gelatina di mandorle amare	152
Gelato leggero	152
Genovese	153
Granita di caffè alla cannella	153
Lassi al cardamomo e all'acqua di rose	154
Meringhe al caffè	154
Mousse al caffè	155
Mousse al cioccolato	156
Mousse al limone	156
Mousse di yogurt e cannella	157
Mousse gelata al limone	158

Muffin 158
Sorbetto al limone verde 159
Sorbetto al tè 159
Sorbetto allo yogurt 160
Soufflé gelato al cacao 160
Torta al limone 161

I piatti a base di proteine e verdure

POLLAME 165
Bocconcini di pollo affumicato 167
Cartocci di pollo con zucchine 168
Cosce di tacchino ai peperoni 168
Faraona con la verza 169
Fricassea di pollo con funghi e asparagi 170
Galletti al limone con pomodori ciliegia 171
Insalata di pollo e fagiolini 171
Involtini di tacchino 172
Pollo ai funghi 173
Pollo al dragoncello con finferli 174
Pollo alla basca 175
Pollo alla Marengo 175
Pollo alla provenzale 176
Pollo alle erbe aromatiche 177
Pollo con carote e salsa speziata 178
Pollo con peperoni 179
Pollo con salsa cremosa al pomodoro 179
Polpette aromatizzate di tacchino 180
Porri al bacon 181
Rotolo freddo ripieno 182
Spiedini di pollo all'indiana 183
Terrina estiva 184
Zuppa di pollo ai funghi 185

CARNI 187
Arrosto di vitello con cipolline 189
Barchette di peperoni 190
Bocconcini di manzo con verdure 190
Carne tritata all'ungherese 191
Carne tritata con zucchine 192
Chili con carne Dukan 193
Coniglio ai funghi 193
Coniglio in umido 194
Fegato al pomodoro 195
Fettine alla pizzaiola 196

Filetti di vitello al cartoccio 196
Funghi ripieni 197
Insalata di yogurt e pollo alle erbe 198
Involtini di prosciutto alle erbe aromatiche 198
Involtini di vitello al forno 199
Manzo alla bourguignonne 200
Manzo con verdure saltate 201
Millefoglie di melanzane alla cretese 202
Mussaka di zucchine alla turca 203
Ossobuco con carote e scorza di arancia 204
Pasticcio di carne con funghi ed erbe aromatiche 204
Pasticcio di cavolfiore 205
Pasticcio di vitello allo yogurt 206
Pizza di carne «Bella Napoli» 206
Polpette di carne alla messicana 207
Rotolini di omelette al manzo 208
Scaloppine di vitello con carote grattugiate al limone 209
Spezzatino alla cacciatora con funghi 209
Spezzatino di manzo ai due peperoni 210
Spiedini di manzo e verdure con salsa di pomodoro 211
Vitel tonné 212
Zucchine farcite 213

Uova 215
Cavolfiore Mimosa 217
Cocottine di uova con pomodori al basilico 217
Crocchette di zucchine 218
Frittata di albumi con zucchine 219
Frittata di tonno con zucchine 219
Indivia gratinata 220
Melanzane profumate al forno 221
Nastri di omelette alle acciughe 221
Nidi di pomodori 222
Plumcake di formaggio alle erbe 223
Sformato di indivia 224
Sformato di verdure 224
Sformato di zucchine al prosciutto 225
Soufflé ai funghi 226
Torta alsaziana 226
Torta di verdure 227
Tortino di uova con verdure 228
Zuppa di acetosella e porri 229

Pesce e frutti di mare 231
Ali di razza allo zafferano 233
Antipasto di pesce con verdure e crema al formaggio 233

Asparagi al surimi	234
Capesante marinate con verdure grigliate	235
Conchiglie di mare gratinate con spinaci	236
Cozze gratinate	237
Filetti di merluzzo con zucchine profumati al timo	238
Filetti di salmone in salsa verde con pomodori ciliegia	238
Filetti di salmone su letto di porri	239
Fonduta cinese di pesce	240
Insalata di cozze, alici marinate, surimi e fagiolini	241
Insalata di polipo	241
Insalata di spinaci con pesce affumicato	242
Insalata riccia al salmone	243
Involtini di gamberetti e cetriolo	243
Involtini di salmone con cuori di palma	244
Merluzzo al forno con zucchine e pomodori	245
Merluzzo alla provenzale	246
Merluzzo allo zafferano	246
Mousse di broccoli e surimi	247
Mousse di salmone affumicato	248
Mousse di salmone alla menta	249
Nasello farcito	250
Ombrina speziata	251
Omelette di tonno cremoso e pomodori	252
Palombo al pomodoro	253
Pesce al cartoccio con verdure	253
Pesce gratinato	254
Polipi ripieni	255
Pomodori ripieni di gamberetti con salsa di senape	255
Pomodori ripieni di tonno	256
Quiche di gamberetti e asparagi	257
Salmone al cartoccio con verdure	258
Salmone con finocchi e porri	258
Salmone goloso	259
Scampi alla messicana	260
Sformato di salmone e broccoli	261
Sformato di sogliola con dadolata di pomodoro fresco	261
Sgombri al cartoccio	262
Sogliola cruda con dadolata di pomodori	263
Spezzatino di cozze ai porri	264
Stufato di pesce	265
Surimi e gamberoni ai funghi	266
Terrina di pesce all'erba cipollina	266
Terrina di pesce bianco e spinaci	267
Terrina di salmone e finocchi	268
Tonno ai tre peperoni	269

Zuppa di gamberoni con cetrioli e coriandolo 270
Zuppa di tonno 271

VERDURE E ZUPPE 273
Asparagi con salsa morbida al limone 275
Baggianata piemontese 275
Bietole al tofu 276
Bietole alla romana 277
Brodo di verdure con pomodori e prezzemolo 278
Cavolo bianco alla giapponese 278
Chips di pomodori alla paprika 279
Cocktail Garden-party 280
Cocktail vitalità 280
Crema di cavolfiore allo zafferano 281
Crema di zucchine o di melanzane 282
Curry di cetrioli 282
Fagiolini alla portoghese 283
Fagiolini alla rivierasca 284
Formaggio magro al cetriolo 284
Funghi alla greca 285
Gnocchetti di zucca 286
Insalata del pastore 286
Involtini di melanzane 287
Involtini di peperoni 288
Melanzane al coriandolo 288
Melanzane all'indiana 289
Melanzane alla provenzale 290
Melanzane con salsa di pomodoro fresco 291
Mousse di cetriolo 291
Mousse di melanzane 292
Mousse di peperoni 293
Peperoni saporiti 294
Porri brasati 295
Ratatouille 296
Salsa di pomodoro 297
Spiedini di verdure al forno 298
Spinaci saporiti 298
Terrina campagnola 299
Terrina di porri 300
Tofu alla pizzaiola 300
Tortino di bieta e funghi 301
Tzatziki 302
Vellutata di zucchine 302
Vellutata fredda di zucchine al basilico 303
Verdure alla provenzale 304